中国医学临床百家·病例精解

首都医科大学附属北京地坛医院

儿童感染性疾病
病例精解

金荣华 ◎ 总主编

庞　琳　王彩英 ◎ 主　编

科学技术文献出版社
SCIENTIFIC AND TECHNICAL DOCUMENTATION PRESS
·北京·

图书在版编目（CIP）数据

首都医科大学附属北京地坛医院儿童感染性疾病病例精解 / 庞琳，王彩英主编. —北京：科学技术文献出版社，2024.3

ISBN 978-7-5235-1191-6

Ⅰ. ①首… Ⅱ. ①庞… ②王… Ⅲ. ①小儿疾病—感染—病案 Ⅳ. ① R72

中国国家版本馆 CIP 数据核字（2024）第 039476 号

首都医科大学附属北京地坛医院儿童感染性疾病病例精解

策划编辑：蔡 霞　　责任编辑：陈 安　　责任校对：张吲哚　　责任出版：张志平

出　版　者	科学技术文献出版社
地　　　址	北京市复兴路15号　邮编 100038
编　务　部	（010）58882938，58882087（传真）
发　行　部	（010）58882868，58882870（传真）
邮　购　部	（010）58882873
官方网址	www.stdp.com.cn
发　行　者	科学技术文献出版社发行　全国各地新华书店经销
印　刷　者	北京虎彩文化传播有限公司
版　　　次	2024 年 3 月第 1 版　2024 年 3 月第 1 次印刷
开　　　本	787×1092　1/16
字　　　数	151千
印　　　张	13.75
书　　　号	ISBN 978-7-5235-1191-6
定　　　价	118.00元

首都医科大学附属北京地坛医院病例精解

编委会

首都医科大学附属北京地坛医院
儿童感染性疾病
病例精解

编委会

主编简介

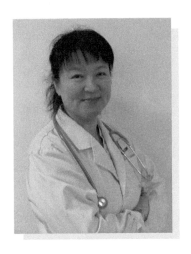

庞琳

儿科学硕士，儿科主任，主任医师，副教授。从事儿科临床、教学和科研工作 38 年，专业特长为儿童感染性疾病、小儿肝病、母婴传播性疾病的诊疗及预防。《诸福棠实用儿科学》编委，发表 SCI 及核心期刊学术论文数十篇，兼任国家卫生健康委员会艾滋病临床专家工作组成员，中华医学会儿科学分会第 18 届委员会感染学组、呼吸感染协作组委员。

主编简介

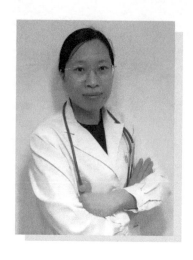

王彩英

儿科学博士，副主任医师。2010年7月毕业于苏州大学儿科学系，2013年进入首都医科大学附属北京地坛医院儿科工作至今，一直从事儿童感染性疾病的临床与科研工作。发表SCI及核心期刊学术论文10余篇，*JPGN*杂志中文版青年编委，中国女医师协会委员。

序 言

疾病诊疗过程，如同胚胎发育过程，在临床实践的动态变化中孕育、萌发、生长和长成。这一过程需要逻辑思维和临床推理，充满了趣味和挑战。临床医生必须知道如何依据基础病理生理学知识来优先选择检查项目并评估获得的信息，向患者提供安全、可靠和有效的诊疗。

患者诊疗问题的解决，一方面，离不开医生与患者面对面的沟通交流；另一方面，在以上基础上进行临床推理（涉及可清晰描述的、可识别的和可重复的若干项启发性策略），这一过程包括最初设想的形成、一种或多种假设的产生、问诊策略的进一步扩展或优化，以及适当临床技能的应用，最终找到病症所在。

以案为思，以案促诊。"首都医科大学附属北京地坛医院病例精解"丛书中的每个病例都按照病历摘要、病例分析和病例点评进行编写。读者从中可以了解到在获得病史、体格检查信息后，辅助检查项目和诊断措施在每个病例完整资料库的构建中各自所起的作用和相对的价值。弄清主诉的细节，决定哪些部位和功能需要检查，评估所得到的信息，并决定还需要做些什么。书中也有部分疑难病例给出了大量的病症确诊技术应用实例，而这些技术正是临床医生应该带入临床思维活动中并学会选择的。病例分析和病例点评呈现的是临床医生的逻辑思维与积累的临床经验的融合及应用，也包括新技术的应用和对疾病的新认知，鼓励读者在阅读每个案例后提出自己的逻辑推理，然后与编者的逻辑相比较，以便提升自己的诊疗技能，尽可能避免使用不必要的诊断措施。

"地坛人"与传染病和感染性疾病的斗争历经 76 载风雨，医院由单一的传染病科发展成为集防、治、保、康为一体的大型综合医院，以治疗与感染和传染相关的急、慢性疾病为鲜明特点，在临床诊疗中积累了丰富的病例资源。本丛书各分册编委会结合感染性疾病和本学科疾病谱特点，力争展现在诊疗中如何获得并处理患者信息，正确使用临床诊断技巧，得出合理、可信的诊断结论，制订诊疗计划，关注患者结局，提升患者就医体验和减轻患者疾病负担。以丛书形式出版旨在体现临床学科特点，与广大同人分享宝贵经验，拓展临床思维，提升诊疗水平，惠及更多的患者。

　　本丛书的编写凝聚了首都医科大学附属北京地坛医院专家们的智慧，得到了密切合作的兄弟医院专家们的大力支持与帮助，在此表示衷心的感谢。由于近年来工程科学与计算和信息科学进一步结合，推动了生命科学和生物技术的发展，新技术、新材料、新方法不断涌现，加之临床思维又是一个不断精进的过程，而我们也受知识所限，书中若有不足之处，诚望同人批评指正。

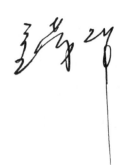

2023 年 12 月于北京

前　言

　　随着计划免疫的实施和国民健康理念的更新，曾经严重危害儿童健康的一些感染性疾病，如脊髓灰质炎、破伤风、白喉等得到有效控制，细菌性痢疾、结核、麻疹等发病率也较前明显下降，但是，儿童感染性疾病问题还远未得到解决。感染性疾病仍是儿科常见病、多发病，严重威胁儿童健康，甚至危及生命。资料表明我国儿童医院门诊感染性疾病就诊患儿占总就诊数的 80% 以上。如麻疹仍时有地区性小流行，百日咳近年发病率呈上升趋势，此现象称为"百日咳复燃"，腮腺炎、感染性腹泻等发病情况至今无降低趋势，猩红热、水痘、手足口病、流行性感冒等时有发生甚至流行，育龄期妇女梅毒、艾滋病、慢性乙型肝炎的感染率较高，尽管母婴传播阻断技术的不断完善和推广已大大降低了母婴传播概率，但各地区发展水平和医疗技术的差异，以及阻断技术还不能百分之百阻断母婴传播，使得儿童先天性梅毒、艾滋病、慢性乙型肝炎的发病率也居高不下。传统感染性疾病的问题远未解决，新的病原微生物又不断出现，如 2003 年严重急性呼吸综合征（severe acute respiratory syndrome, SARS）的出现、2004 年亚洲 10 个国家和地区高致病性禽流感 H5N1 病毒的暴发流行、2009 年席卷世界的新型甲型 H1N1 流感以及 2019 年底暴发流行的新型冠状病毒感染疫情。由于婴幼儿机体免疫系统尚未发育成熟，体液免疫和细胞免疫均未达到成人水平，发生的感染具有起病急、进展快、变化凶险等特点，因此，感染性疾病在儿童有其不同于成人的特点，往往可导致较严重的后果，如流行性感冒相关急性坏死性脑病、重症手足口病、川崎病（感染相关）等几乎均发生于儿童。

感染性疾病在特殊儿童群体，如新生儿、免疫抑制儿童也易引起重症，因此，目前感染性疾病仍是导致儿童死亡的第一位原因。儿童感染性疾病的早期诊断、规范治疗以及重症的早期识别，对儿童感染性疾病的治疗和预后具有重要意义。

首都医科大学附属北京地坛医院以传染病学为重点和特色，作为北京市唯一一家设有儿科的三级甲等传染病专科医院，近年来由于经济及交通信息的发展，不仅收治了北京的儿童感染性疾病患儿，还收治了来自周边乃至全国的许多疑难、重型感染性疾病患儿。由此，我们积累了大量典型和疑难重症感染性疾病病例。有鉴于此，首都医科大学附属北京地坛医院儿科庞琳教授带领团队，花费大量时间与精力，整理出他们在临床工作中亲自诊治的 32 个儿童常见感染性疾病的宝贵病例，把每个病例诊断与治疗的过程、经验、体会，生动地展现给国内同行，涵盖了水痘、流行性感冒、流行性腮腺炎、新型冠状病毒感染、手足口病、支原体肺炎、麻疹、布氏杆菌病、艾滋病、慢性乙型病毒性肝炎、梅毒等 19 种儿童常见感染性疾病。

该书具有几个突出特点：①内容丰富，涵盖临床能够遇到的多数儿童常见感染性疾病典型病例和部分疑难重症病例，以及特殊群体如新生儿、白血病患儿的病例。②病例宝贵，每一个病例都是作者亲身经历，附有详细的诊疗过程和最终随访结果，展示了疾病的临床特征、诊疗策略与重点。③实用性强，能够为各级、各类从事儿童感染性疾病临床与教学的医务人员，提供儿童感染性疾病诊疗及危重症患儿救治方面极有价值的参考依据。相信读者会喜爱这本书，并从中得到帮助。

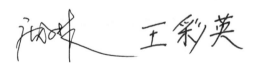

目　录

病例 1
新生儿流行性感冒

病历摘要

【基本信息】

患儿，男，24天，主因"发热、鼻塞1天"入院。

现病史：入院前1天，患儿接触感冒患者（父亲）后出现发热，体温最高38.8 ℃，无畏寒、寒战，无抽搐，无明显咳嗽、流涕，伴轻度鼻塞，偶有呛奶，无吐奶，大便偏稀，入院当天晨起就诊于外院，查血常规：WBC 8.1×10^9/L，NE% 56.4%，LY% 29.1%，RBC 4.35×10^{12}/L，HGB 137 g/L，PLT 151×10^9/L；CRP 11 mg/L，甲型流感病毒抗原检测阳性，乙型流感病毒、支原体抗原、呼吸道合胞病毒抗原、腺病毒抗原均阴性，PCT 0.22 ng/mL，考虑"甲型流行性感冒"，建议就诊于我院，我院以"甲型流行性感冒"收入院。自发病

笔记

1

以来，患儿精神、纳奶欠佳，近日大便偏稀，7～8次/日，昨日排2次稀便，小便可。

既往史：胎儿期无特殊，生后体健。

个人史：第2胎第2产，胎龄40$^+$周，出生体重3400 g，自然分娩，生后母乳喂养。

【体格检查】

体温37.5℃，脉搏140次/分，呼吸42次/分，血压75/55 mmHg。足月新生儿外貌，精神反应稍弱，皮肤弹性好，未见皮疹，皮肤略发花，CRT 2 s。呼吸尚平稳，伴轻度呻吟，三凹征阴性，口唇无发绀，无吐泡沫，双肺听诊呼吸音粗，未闻及明显干湿性啰音，心脏查体未见明显异常。腹软，不胀，肝脾未触及明显肿大，肠鸣音活跃，5～6次/分。新生儿拥抱、握持、吸吮、觅食反射正常。

【辅助检查】

入院时检查：肝功能、心肌酶、电解质大致正常，CRP 15.2 mg/L，PCT 0.15 ng/mL，甲型流感病毒抗原检测阳性，甲型流感病毒通用型核酸检测阳性；脑脊液常规：无色，透明，总细胞数5个/μL，白细胞4个/μL，潘氏试验阳性；脑脊液生化：蛋白86.3 mg/dL，GLU 3.01 mmol/L，Cl$^-$ 121.3 mmol/L。胸片回报：双肺纹理粗重，可见少许片状模糊影，考虑肺炎。便常规未见异常。A群轮状病毒检测阴性。

入院第4天复查：血常规：WBC 7.66×10^9/L，NE% 6.64%，NE# 0.46×10^9/L，LY% 78.44%，LY# 5.36×10^9/L，RBC 3.48×10^{12}/L，HGB 107.00 g/L，PLT 305.00×10^9/L。CRP 2.3 mg/L。PCT 0.05 ng/mL。出院后结果回报：双份血培养均阴性。

【诊断及诊断依据】

诊断：重症甲型流行性感冒、支气管肺炎、腹泻病、粒细胞缺乏症。

　　诊断依据：患儿为晚期新生儿，有感冒患者接触史，以发热、鼻塞为主要表现，病程中存在腹泻，病原学甲型流感病毒抗原及核酸检测阳性，诊断甲型流行性感冒明确。患儿系新生儿，虽病程中无明显咳嗽、咳痰表现，但存在呛奶、呻吟等情况，胸片提示双肺可见少许片状模糊影，考虑存在支气管肺炎，可能为原发性病毒感染性肺炎或呛奶后所致吸入性肺炎，为重症流行性感冒病例。患儿病程中有大便次数增多，形状改变，腹泻病诊断明确，已除外轮状病毒肠炎，便常规未见明显红白细胞，不支持细菌感染性肠炎，考虑可能与流感病毒感染相关。患儿住院期间监测中性粒细胞明显降低，$< 0.5 \times 10^9$/L，故诊断粒细胞缺乏症。

【治疗经过】

　　入院后患儿反复高热，体温最高39.5 ℃，伴皮肤发花，心率130～175次/分，呼吸35～58次/分，偶有呻吟，无吐泡沫，大便4～5次，稍稀，无黏液脓血便，给予头孢美唑钠50 mg/kg、bid×5 d静脉滴注抗感染，帕拉米韦6 mg/kg、qd×5 d静脉滴注抗病毒，丙种球蛋白1 g/d×2 d静脉滴注调节免疫及补液支持等治疗。入院第3天患儿体温恢复正常，无呻吟、吐沫，无皮肤发花，心率、呼吸平稳，无腹泻。

【随访】

　　患儿住院治疗5天后一般情况好，予出院，嘱3天后门诊复查血常规。出院后3天门诊随访，患儿出院后体温正常，精神好，纳奶好，无呻吟、吐沫，无腹泻，复查血常规：WBC 8.39×10⁹/L，NE% 18.83%，NE# 1.58×10^9/L，LY% 53.34%，HGB 113.00 g/L，PLT 346.10×10^9/L。

病例分析

甲型流感病毒是人类发生急性呼吸道感染的常见病原体。婴幼儿因免疫功能低下，为甲型流行性感冒高危人群，易发生严重并发症，预后不良。新生儿作为特殊人群，其感染流感病毒途径、临床表现、转归等可能与其他年龄儿童不尽相同。

儿童感染流感病毒后多突然起病，主要症状为高热（100%），可累及多个器官系统，其中呼吸系统最常见，其次为神经系统、循环系统、消化系统、血液系统等；而新生儿感染流感病毒后临床表现往往不典型，主要表现为鼻塞、咳嗽、流涕、打喷嚏等呼吸道症状和吐奶、呛奶等消化道症状，部分患儿中高热或无发热表现，容易因漏诊而耽误治疗。明确的流行病学史及流感病毒快速抗原检测阳性有助于尽快明确诊断。本例患儿有感冒患者（父亲）接触史，有发热、流涕等流感样症状，为流行性感冒常见表现，但本患儿病程中伴有腹泻，无明显咳嗽、咳痰，与儿童流行性感冒病例不同。

早期的抗病毒药物使用是治疗流行性感冒最主要的策略，在症状出现 48 小时内对患儿进行抗病毒药物治疗的效果最好。口服奥司他韦仍然是治疗儿童流行性感冒的首选方法，无论是足月还是早产新生儿都可以使用，此外帕拉米韦也有明确的新生儿用量（6 mg/kg，1 次 / 日）。

本例患儿有感冒患者接触史，病程中有高热，心率、呼吸快，呻吟、腹泻等表现，明确的流行病学史和病原学结果支持甲型流行性感冒诊断，入院时反复发热，皮肤发花，炎性指标升高，不排除合并细菌感染、新生儿败血症可能，完善腰椎穿刺检查未见明显异常，不支持新生儿化脓性脑膜炎诊断，积极给予抗感染和抗病毒联合治疗，并予丙种球蛋白免疫支持治疗后发热、鼻塞、腹泻、皮肤发花症状迅速缓解，炎性指标逐渐降至正常。

该病多数新生儿预后良好，但对于原有疾病病情较重或早期早产儿，合并流感病毒感染是非常凶险的，重症病例的治疗原则是积极治疗原发病、防治并发症，并进行有效的器官功能支持。及时快速诊断及抗病毒治疗对于新生儿流行性感冒患者获益明显，是降低新生儿流行性感冒死亡率和严重并发症的主要策略。

奥司他韦可以作为预防流行性感冒的药物进行使用，但 3 月龄以下婴儿不推荐预防使用奥司他韦。6 月龄以下婴儿可通过母亲孕期接种和对婴儿的家庭成员和看护人员接种流感疫苗，来预防流行性感冒。母乳喂养期间接种流感疫苗对母亲和婴儿是安全的。

庞琳教授病例点评

本病例的难点在于明确诊断。新生儿流行性感冒病例相对少见，临床症状往往不典型，部分病例可为低热或无发热，呼吸道、消化道症状常见，明确的流行病学史、病原学、实验室指标、腰椎穿刺检查等有助于疾病的诊断。本例患儿有感冒患者接触史，且合并发热、鼻塞的呼吸道症状，首先应考虑呼吸道感染疾病，结合病原学结果可明确流感病毒感染。此外，本例患儿有发热症状，病程中有心率、呼吸增快，皮肤发花表现，炎性指标升高，需要与其他感染性疾病，如新生儿败血症、新生儿化脓性脑膜炎、新生儿脓毒性休克等相鉴别，积极的抗感染治疗使其获益。

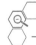
【参考文献】

1. 徐琳，张艳兰，王彩英，等 . 83 例重症甲型流行性感冒患儿的临床特征 . 中华实验和临床感染病杂志（电子版），2020，14（1）：69-72.

2. 张艳兰，徐琳，王彩英，等 . 新生儿甲型流感九例临床分析 . 中华新生儿科杂志（中英文），2020，35（1）：41-43.

3. Committee on Infectious Diseases. Recommendations for prevention and control of influenza in children, 2021-2022. Pediatrics，2021，148（4）：e2021053745.

4. 国家卫生健康委员会，国家中医药管理局 . 流行性感冒诊疗方案（2020 年版）. 传染病信息，2020，33（5）：385-390.

5. 谢国强，朱婕，马铭欣，等 . 新生儿重症监护病房住院患儿合并流感病毒感染 11 例临床分析 . 中华实用儿科临床杂志，2022，37（9）：682-686.

（张艳兰　整理）

病例 2
流行性感冒合并急性喉炎

病历摘要

【基本信息】

患儿，男，1岁7个月，主因"发热2天，咳嗽1天，抽搐1次"入院。

现病史：入院前2天，患儿接触发热的爷爷后出现发热，体温最高 39.7 ℃，发热时伴轻度畏寒、寒战，未见抽搐。入院前1天患儿出现阵发性咳嗽，有痰不易咳嗽，无声音嘶哑、喘憋、呼吸困难，无呕吐、腹泻，外院查血常规：WBC 4.7×10^9/L，NE% 45.8%，LY% 40.4%，HGB 130 g/L；CRP 6 mg/L，甲型流感病毒抗原阳性。入院前5小时患儿于体温上升过程中出现抽搐1次，表现为呼之不应，意识丧失，头后仰，双眼凝视，牙关紧闭，面色苍白，四肢屈

笔记

曲抖动，大便失禁，持续约 3 分钟自行缓解，缓解后疲乏入睡。为求进一步诊治就诊于我院，急诊行胸片示双肺纹理粗多，双肺中内带可见少许点片影，遂以"甲型流行性感冒"收入我科。自发病以来，患儿精神、食欲稍弱，大小便正常。

既往史：有流行性感冒患者接触史，1 年前患急性喉炎。否认肝炎、结核病史，否认手术、外伤史，否认食物、药物过敏史。

个人史：第 1 胎第 1 产，胎龄 40$^+$ 周，出生体重 3300 g，自然分娩。生后母乳喂养，6 个月添加辅食，按计划进行免疫接种，未接种流感疫苗。

【体格检查】

体温 39.2 ℃，脉搏 133 次 / 分，呼吸 30 次 / 分，血压 85/59 mmHg。急性病容，未见皮疹，未见淤点、淤斑及皮下出血，皮肤温度高，未触及浅表淋巴结肿大。咽部充血，双侧扁桃体 I 度肿大，未见脓性分泌物。双肺呼吸音粗，可闻及痰鸣音，未闻及明显干湿性啰音。心腹查体未见明显异常。生理反射正常引出，病理征阴性。

【辅助检查】

入院时检查：血常规：WBC 9.37×10^9/L，NE% 64.14%，LY% 25.80%，LY# 1.17×10^9/L，HGB 118.00 g/L，PLT 208.00×10^9/L。肝功能、心肌酶、电解质大致正常，CRP 38.8 mg/L，PCT 1.46 ng/mL。甲型流感病毒抗原阳性，甲型流感病毒通用型核酸检测 阳性。肺炎支原体 IgM 抗体阴性。

入院第 4 天复查：血常规：WBC 4.54×10^9/L，NE% 16.64%，NE# 0.75×10^9/L，LY% 80.61%，HGB 112.00 g/L，PLT 206.00×10^9/L。CRP 11.4 mg/L，PCT 0.39 ng/mL。头颅 MRI 平扫：颅内未见明显异常。双侧上颌窦及筛窦炎。

【诊断及诊断依据】

诊断：重症甲型流行性感冒、支气管肺炎、急性喉炎、热性惊厥、中性粒细胞减少。

诊断依据：患儿为小幼儿，有感冒患者接触史，有发热、咳嗽、咳痰等呼吸道表现，甲型流感病毒抗原及核酸均阳性，甲型流行性感冒诊断明确。肺炎支原体 IgM 抗体阴性，支原体感染诊断依据不足。病程中有剧烈咳嗽（犬吠样），有惊厥表现，考虑为重症病例。患者有咳嗽、咳痰、犬吠样咳嗽等症状，查体双肺可闻及痰鸣音，胸片示双肺可见少许点片影，诊断支气管肺炎成立。患儿有急性喉炎病史，感染流感病毒后出现声音嘶哑、犬吠样咳嗽等表现，CRP、PCT 均有升高，考虑急性喉炎可能性大，加用激素抗炎联合抗病毒、抗感染治疗后症状迅速缓解，炎性指标有明显下降，支持急性喉炎诊断。患儿系小幼儿，为热性惊厥高发年龄，入院前 5 小时有发热、抽搐表现，为全身大发作形式，抽搐缓解后安静入睡，入院时无明显嗜睡、昏迷等意识状态改变，因家长拒绝未行腰椎穿刺检查，但头颅 MRI 未见明显异常，考虑热性惊厥诊断成立，病毒性脑炎诊断依据不足。住院期间监测血常规示中性粒细胞计数减少，考虑与病毒感染相关。

【治疗经过】

入院后给予帕拉米韦 10 mg/（kg·d）、qd×5 d 静脉滴注抗病毒，头孢美唑 50 mg/（kg·d）、bid×5 d 静脉滴注抗感染，布地奈德、异丙托溴铵雾化，氨溴特罗口服溶液、小儿肺热清口服，沐舒坦静脉滴注止咳祛痰及补液支持等治疗。入院第 2 天患儿体温恢复正常，出现声音嘶哑、犬吠样咳嗽，无明显气促、喘憋及呼吸困难，诊断急性喉炎，予甲泼尼龙 1 mg/kg 静脉滴注 1 次后患儿犬吠样咳嗽消失，声音嘶哑逐渐减轻。入院第 4 天复查炎性指标较前明显降低，血常规示中性粒细胞计数降低，予重组人粒细胞刺激因子皮下注射。

【随访】

入院第 5 天患儿体温正常，无声音嘶哑、犬吠样咳嗽，偶有轻咳，无明显咳痰，一般情况好，予出院，嘱 3 ～ 5 天后门诊复查血常规、CRP、PCT。5 天后门诊复查血常规示 NE# 1.21×10^9/L，CRP、PCT 均降至正常。

病例分析

流感病毒是常见的呼吸道病原体之一，儿童流行性感冒罹患率高，在流行季节达 20% ～ 30%，某些高流行季节年罹患率可高达 50%。流行性感冒起病急骤，大多呈自限性过程，但部分患者因出现肺炎等并发症或基础疾病加重发展成重症病例，5 岁以下儿童为重症流行性感冒病例的高危人群，尤其以 3 ～ 4 岁儿童多见。

儿童感染流感病毒后的主要症状是发热，发热程度通常高于成人，多为持续高热，可有畏寒、寒战，多伴乏力、食欲减退等全身不适；呼吸道症状一般较轻微，肺炎是最常见的呼吸道并发症，可分为原发性流感病毒性肺炎、继发性细菌性肺炎或混合性肺炎。有研究表明，发热时间长、住院时间长的病例多见于合并严重呼吸系统并发症的患儿；儿童流行性感冒合并急性喉炎较成人多见，轻者仅表现为犬吠样咳嗽，重者有喉梗阻表现，出现吸气性呼吸困难、明显缺氧症状。神经系统并发症的发生率仅次于呼吸系统，以惊厥为主要表现，部分病例病情进展迅速，可出现病毒性脑炎、脑膜炎、急性坏死性脑病等情况，往往预后不良。其他并发症有心脏损伤、心肌炎和横纹肌溶解、休克等，部分病例因出现心力衰竭、多器官功能不全等而进展为危重型病例。

本例患儿为小幼儿，与学龄前期儿童比较活动范围小，流动性小，其感染流感病毒来源主要是共同居住的家人，感染流感病毒后出现了高热、呼吸道症状及神经系统表现，符合儿童流感病毒感染的临床特点。幼儿期神经系统发育不完善，免疫功能低下，为高热惊厥好发年龄，流感病毒感染后临床多以反复高热为主要表现，较易出现惊厥情况，因此加强物理降温，积极进行退热处理，抽搐时使患儿保持侧卧位，避免误吸、跌撞伤等护理显得尤为重要。

大多数患儿白细胞总数一般不高或降低，重症病例淋巴细胞计数明显降低。CRP 可正常或轻度升高。儿童患者中性粒细胞增高、CRP 增高，除了考虑细菌感染以外，还提示重症流行性感冒。重症或有重症流行性感冒高危因素的流感样病例，应当尽早给予经验性抗流感病毒治疗。发病 48 小时内进行抗病毒治疗可减少并发症发生率、降低病死率、缩短住院时间；发病时间超过 48 小时的重症患者依然可从抗病毒治疗中获益。目前抗病毒治疗药物为神经氨酸酶抑制剂，主要有口服制剂奥司他韦和静脉制剂帕拉米韦。本例患儿病初中性粒细胞比例及淋巴细胞比例基本持平，逐渐出现两者比例的失衡，亦提示重症流行性感冒可能。患儿发病后 48 小时左右开始应用帕拉米韦抗病毒治疗，未进展为急性呼吸窘迫综合征、急性喉梗阻、急性坏死性脑病、休克等危重情况，预后良好。

📋 庞琳教授病例点评

本病例的难点在于抗生素的使用。患儿入院时已高热 2 天，出

11

现高热惊厥情况，中性粒细胞比例有升高，CRP、PCT 等炎性指标升高明显，流感病毒感染诊断明确，考虑重症流行性感冒可能，但不能完全排除细菌感染，因此给予抗感染治疗，患者预后良好。流行性感冒合并急性喉炎在儿童病例中较常见，在抗病毒治疗的同时应注意抗感染、抗炎、加强呼吸道管理等综合治疗。在流行性感冒流行季节，对于发热伴咳嗽和（或）咽痛等急性呼吸道症状的患儿应尽快完善病原学检查，排除其他感染性疾病，明确流行性感冒诊断并尽早开始抗病毒治疗，可以有效降低儿童住院和并发症发生风险。但当已经出现流感样症状而流感病原学结果阴性时，也不能完全排除流感病毒感染，此时的预防性治疗也能使儿童从中获益。

【参考文献】

1. 张慕丽，彭质斌，郑建东，等 . 中国儿童流感疾病负担和疫苗应用现状 . 中华实用儿科临床杂志，2019，34（2）：91-97.

2. 国家卫生健康委员会，国家中医药管理局 . 流行性感冒诊疗方案（2020 年版）. 传染病信息，2020，33（5）：385-390.

3. Committee on Infectious Diseases. Recommendations for prevention and control of influenza in children, 2021-2022. Pediatrics，2021，148（4）：e2021053745.

4. 徐琳，张艳兰，王彩英，等 . 83 例重症甲型流行性感冒患儿的临床特征 . 中华实验和临床感染病杂志（电子版），2020，14（1）：69-72.

（张艳兰 整理）

病例 3
流行性感冒合并急性坏死性脑病

病历摘要

【基本信息】

患儿，女，6岁9个月，主因"发热2天，意识不清半天伴抽搐10余次"入院。

现病史：入院前2天夜间，患儿出现发热，体温38.2～40.1℃，发热时伴畏寒、寒战，伴腹痛，有流涕、咽痛，偶咳，就诊于附近诊所筛查甲型流感病毒抗原阳性，予奥司他韦口服及退热药口服等治疗，患儿体温逐渐降至正常。入院前10余小时，患儿抽搐1次，表现为意识不清，呼之不应，双眼左斜视，无牙关紧闭、口吐白沫，伴四肢僵直，持续数分钟缓解，就诊于当地医院，就诊途中家长自诉患儿头后仰、双下肢僵直10余次，数秒可缓解，考虑"重症流行

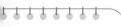

性感冒、脑炎？"，予帕拉米韦、甘露醇静脉滴注治疗，家长要求上级医院诊治，遂转至我院，于我院感染急诊曾抽搐 1 次，予地西泮注射液 5 mg 肌内注射止抽，抽搐持续时间约 5 分钟，急诊以"甲型流行性感冒、抽搐待查"收入我科。患儿自起病以来，意识清楚前一般情况可，逐渐出现意识不清后未明显进食，灌肠后曾排便 1 次，小便尚正常。

既往史：2 岁余曾有高热惊厥史，4～5 岁考虑肠系膜淋巴结炎（具体不详）。

个人史：第 1 胎第 1 产，胎龄 40$^+$ 周，出生体重 3650 g，目前就读小学，生长发育正常，按计划进行免疫接种，未接种流感疫苗。

【体格检查】

体温 37.3 ℃，脉搏 120 次 / 分，呼吸 24 次 / 分，血压 112/68 mmHg。神志浅昏迷，精神萎靡，抱入病房，左颈部可触及数枚绿豆大小肿大淋巴结，触软，活动度好，双侧瞳孔等大等圆，直径 2 mm，对光反射尚灵敏，压眶无明显反应。咽部充血，双侧扁桃体无明显肿大，双肺呼吸音粗，未闻及明显干湿性啰音，心腹查体未见明显异常。四肢肌张力正常，四肢肌力查体不能配合，腹壁反射正常引出，膝腱反射正常引出，双侧肱二、三头肌腱反射及跟腱反射未引出，踝阵挛阴性，Kernig 征阴性，双侧 Babinski 征阳性。

【辅助检查】

1. 实验室检查

入院时检查：血气分析（未吸氧）：pH 7.424，$PaCO_2$ 5.08 kPa，PaO_2 9.79 kPa，BE 2 mmol/L，HCO_3^- 25.8 mmol/L；血常规：WBC 9.13×10^9/L，NE% 87.41%，LY% 5.62%，HGB 130.00 g/L，PLT

139.00×10⁹/L；肝功能：ALT 19.3 U/L，AST 77.2 U/L；电解质：正常；凝血功能：PT 16.2 s，APTT 33.5 s，Fb 295 mg/dL，PTA 58%，D- 二聚体 1.63 mg/L；心肌酶谱：LDH 296.1 U/L，CK-MB 52.8 U/L，HBDH 268 U/L；血氨正常；CRP 45.4 mg/L；PCT 7.51 ng/mL；ESR 8.00 mm/h；异型淋巴细胞 3%；甲型流感病毒抗原检测阳性；脑脊液常规：无色，透明，总细胞 2 个 /μL，白细胞 1 个 /μL，五管糖 1 ～ 5 管阳性，潘氏试验阳性；脑脊液生化：蛋白 130.7 mg/dL，GLU 3.85 mmol/L，Cl⁻ 124.3 mmol/L；甲型流感病毒通用型核酸检测阳性。

入院第 8 天复查：脑脊液常规：无色，透明，总细胞 11 个 /μL，白细胞 1 个 /μL，五管糖 1 ～ 5 管阳性，潘氏试验阴性；脑脊液生化：蛋白 22.7 mg/dL，GLU 4.8 mmol/L，Cl⁻ 127.9 mmol/L。

住院期间患儿实验室检查结果动态变化如图 3-1 至图 3-5 所示，白细胞计数先下降后逐渐升高，淋巴细胞百分比病初明显降低，后逐渐回升，降钙素原逐渐降至正常。

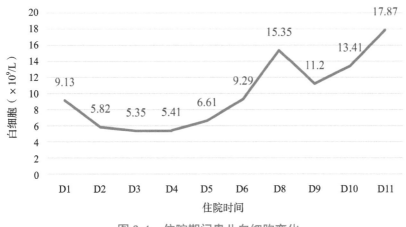

图 3-1　住院期间患儿白细胞变化

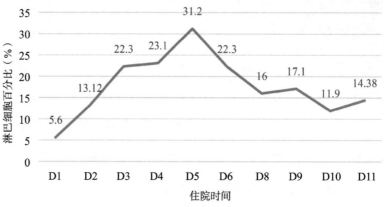

图 3-2　住院期间患儿淋巴细胞百分比变化

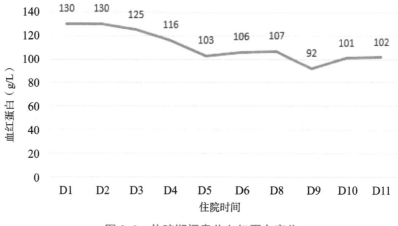

图 3-3　住院期间患儿血红蛋白变化

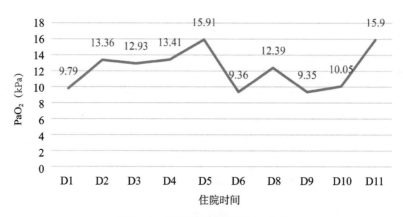

图 3-4　住院期间患儿 PaO_2 变化

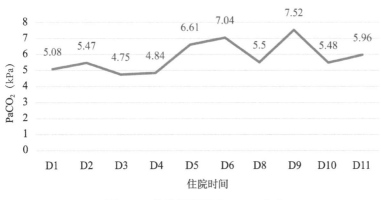

图 3-5 住院期间患儿 $PaCO_2$ 变化

2. 影像学检查

头颅 CT：双侧大脑半球结构对称，双侧丘脑、小脑对称性密度减低影，余脑实质内未见异常密度影；第三脑室受压，双侧侧脑室系统扩张，中线结构居中。印象：双侧丘脑、小脑病毒性脑炎可能大。

胸部 CT：双肺多发斑片及磨玻璃灶，考虑感染性病变可能性大。腹膜后多发软组织密度影。

头颅 MRI：双侧丘脑、双侧小脑、小脑蚓部、双侧放射冠区及双侧侧脑室后角旁可见团片状异常信号，T_1WI 呈混杂高信号或等信号，T_2WI 呈高信号，FLAIR 呈高信号，DWI 呈混杂高信号、高信号、稍高信号。印象：颅内多发异常信号，考虑急性坏死性脑病可能性大（图 3-6）。

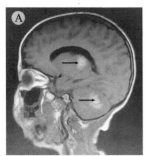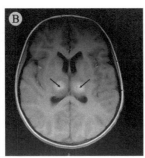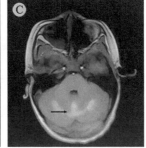

A. 矢状位 T_1WI 序列示丘脑、小脑半球呈高信号（箭头所示）；B. 轴位 T_1WI 序列示双侧小脑、小脑蚓部呈高信号；C. 轴位 T_1WI 序列示双侧丘脑呈对称性高信号（箭头所示）。

图 3-6 患儿头颅 MRI

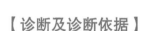

【诊断及诊断依据】

诊断：甲型流行性感冒（危重型）、急性坏死性脑病、病毒性肺炎、细菌性肺炎、心肌损伤、轻度贫血、低钾血症。

诊断依据：患儿为学龄前期女童，急性起病，以发热、流涕、咽痛、抽搐为主要表现，伴腹痛，甲型流感病毒抗原及核酸检测均阳性，甲型流行性感冒诊断明确。患儿反复高热、抽搐，伴意识障碍，查体见神志浅昏迷，双侧 Babinski 征阳性，头颅影像学提示双侧对称多发异常信号，血氨正常，肝功能正常，排除瑞氏综合征，支持急性坏死性脑病诊断。患儿病初有发热、咳嗽症状，胸部 CT 提示双肺多发斑片及磨玻璃灶，考虑病毒性肺炎。入院时患者有呼吸道症状，肺部存在斑片影，CRP、PCT 明显升高（CRP 45.4 mg/L；PCT 7.51 ng/mL），不排除合并细菌性肺炎，给予美罗培南抗感染治疗，住院期间患儿体温正常后再次出现发热，伴有白细胞及中性粒细胞比例上升，痰量增多，呈黄白色，考虑并发有细菌性肺炎。

【治疗经过】

入院当天积极完善头颅 CT、腰椎穿刺检查，给予帕拉米韦 10 mg/（kg·d）×5 d 静脉滴注抗病毒，美罗培南静脉滴注抗感染，甘露醇静脉滴注减轻脑细胞水肿，甲泼尼龙 1 mg/（kg·d）×3 d 静脉滴注抗炎及丙种球蛋白 1 g/（kg·d）×2 d 静脉滴注免疫支持等治疗。患儿入院后仍有抽搐发作，结合头颅 CT 表现考虑急性坏死性脑病不除外，入院第 2 天转入 ICU 治疗。转入后患儿仍处于昏迷状态，给予保护性气管插管。入院第 7 天复查腰椎穿刺：脑脊液压力 210 mmH$_2$O；脑脊液常规：无色，透明；脑脊液生化：GLU 4.80 mmol/L，UCFP 22.7 mg/dL，Cl$^-$ 127.9 mmol/L。体温正常后再次出现发热，伴有白细胞及中性粒细胞比例上升，痰量增多，呈黄白色，考虑并发有细菌性肺炎，加用万古霉素治疗。患儿意识状态逐渐好转，顺利拔管撤机，入院第 11 天患儿家属来院要求转院进一步治疗。

【随访】

患儿在北京某医院住院治疗 18 天后好转出院，经康复治疗后遗留左上肢活动障碍。

病例分析

感染流感病毒后并发急性坏死性脑病（acute necrotizing encephalopathy，ANE）是一种少见的儿童重症疾病，发病急，病情进展快，死亡率高，即使存活也会遗留神经系统后遗症，造成较大的经济和家庭负担。

ANE 的诊断主要依据临床及头颅影像学表现。患儿均以发热起病，一般在高热 48 小时内出现神经系统症状，以抽搐最常见，部分表现为惊厥持续状态；均有脑病表现，伴有不同程度的意识障碍，部分合并休克、多器官功能衰竭，病情进展越迅速，预后越差。典型的头颅影像学表现为双侧对称性多灶性脑损害，病变部位主要分布在丘脑（100%），双侧大脑半球额、颞、顶、枕叶灰白质，脑干及小脑等。ANE 没有特异的实验室指标，可伴血清转氨酶升高，血氨正常，脑脊液细胞数正常，蛋白升高，压力可升高。

ANE 的发病机制目前尚不明确。多种病原体感染可引起 ANE，其发病机制并不依赖于感染源，而是与宿主免疫系统的激活关系密切。促炎细胞因子的过度产生，可引起脑血管内皮损伤和脑及其他器官实质细胞凋亡，导致脑水肿和全身器官损伤。由于血脑屏障破

19

坏，脑脊液通常含有更多的蛋白质，因此ANE患儿脑脊液蛋白升高较为常见。有研究表明，在复发性或家族性ANE的患者中，发现了Ran结合蛋白2（*RANBP2*）基因的突变，提示宿主因素在ANE的发生过程中起着重要作用。ANE目前尚没有特效的治疗。血液及脑脊液中增高的细胞因子支持细胞因子风暴学说，因此免疫治疗，如类固醇和静脉注射免疫球蛋白，特别是抗细胞因子治疗为目前最常用的治疗方法。其他治疗包括机械通气、重症监护、亚低温、降颅压、抗病毒、抗惊厥等对症治疗。

本例患儿为学龄前期儿童，既往有高热惊厥史，急性起病，以高热、呼吸道症状起病，48小时内出现反复抽搐、意识障碍等脑病表现，实验室检查提示炎性指标升高，血氨正常，脑脊液蛋白升高，甲型流感病毒抗原、核酸检测均阳性，结合头颅影像学结果诊断甲型流感病毒相关的急性坏死性脑病明确。本病多预后不良，病死率高。本例患儿起病当天即诊断甲型流行性感冒，给予神经氨酸酶抑制剂治疗，入院后积极完善头颅影像学检查及腰椎穿刺检查，给予抗病毒、抗感染、抗炎、免疫支持及对症治疗，患儿意识状态好转，虽遗留神经系统后遗症，但预后尚可，这可能是得益于早期诊断及早期抗病毒、抗炎治疗。

庞琳教授病例点评

本病的难点在于重症流行性感冒合并的坏死性脑病的明确诊断。ANE没有特异的实验室指标，诊断主要依据典型临床及头颅影像学表现。本例患儿高热起病48小时内出现抽搐、意识障碍的典型临床表现，病原学提示甲型流感病毒阳性，脑脊液蛋白升高，细胞数正常，压力升高，头颅影像学提示双侧对称性多发异常信号，丘脑病变明显，诊断并不困难。但多数病例起病急骤，病程进展迅速，若早期不能识别本病，不能积极完善头颅影像学检查，可能造成诊断困难，从而延误治疗，导致预后不良。本例患儿在早期诊断后即进行神经氨酸酶抑制剂抗病毒治疗，在明确急性坏死性脑病诊断后积极转入 ICU 给予呼吸支持，序贯抗病毒、抗感染、甲泼尼龙抗炎、丙种球蛋白免疫支持治疗，预后较好。

【参考文献】

1. LIN C H，CHEN C H，HONG S Y，et al. Comparison of severe pediatric complicated influenza patients with and without neurological involvement. Medicine，2021，100（17）：e25716.

2. 朱欣欣，刘小乖，王小燕，等 . 儿童甲型流感并发神经系统症状的临床研究 . 中国当代儿科杂志，2021，23（5）：451-455.

3. 卓秀伟，丁昌红，刘明，等 . 儿童流感相关脑病 40 例临床影像学特征及预后分析 . 中华实用儿科临床杂志，2021，36（24）：1876-1881.

4. SHARMA M，SOOD D，CHAUHAN N S，et al. Acute necrotizing encephalopathy of childhood. Neurol India，2019，67（2）：610-611.

5. HOWARD A，UYEKI T M，FERGIE J. Influenza-associated acute necrotizing encephalopathy in siblings. J Pediat Inf Dis Soc，2018，7（3）：e172-e177.

（张艳兰　整理）

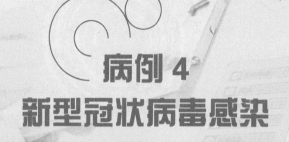

病例 4
新型冠状病毒感染

病历摘要

【基本信息】

患儿，女，3岁，主因"发热、精神差1天，新型冠状病毒核酸阳性1天"急诊入院。

现病史：患儿为新型冠状病毒感染确诊病例所在小区内封闭管理的居家隔离人员，1天前出现发热，精神差，无咳嗽、咳痰，无肌肉关节酸痛，无气短、呼吸困难，无腹泻、恶心、呕吐、嗅觉减退。血常规示白细胞稍低，外院检测新型冠状病毒核酸阳性。胸部CT未见典型新型冠状病毒感染表现，诊断为"新型冠状病毒感染 轻型"，转诊至我院。

流行病学史：患儿居住地有新型冠状病毒感染确诊病例，患儿为封闭区内居家隔离人员。新冠疫苗接种情况：已注射 1 针灭活新冠疫苗。

既往史：平素健康状况良好，否认高血压、冠心病、糖尿病病史，否认其他传染病病史，否认食物、药物过敏史，否认手术、外伤史。

个人史：第 2 胎第 1 产，足月顺产娩出，分娩过程顺利，出生体重 3200 g，人工喂养，6 个月添加辅食，无挑食偏食，生长发育无异常，按计划进行免疫接种。

【体格检查】

体温 36.8℃，脉搏 102 次 / 分，呼吸 34 次 / 分，血压 102/62 mmHg。正常面容，全身皮肤未见皮疹，全身浅表淋巴结未触及异常肿大，双肺叩诊呈轻音，双肺呼吸音清，未闻及明显干湿性啰音及胸膜摩擦音。心律齐，各瓣膜听诊区未闻及病理性杂音。腹部外形平坦，肝肋下 1 cm，质软，脾触诊不满意，四肢姿势异常，双下肢无水肿。

【辅助检查】

电解质正常，心肌酶正常，凝血功能正常，尿常规正常。余实验室检查见表 4-1。

表 4-1　入院时实验室检查

日期	WBC（×10⁹/L）	N%	LY%	RBC（×10¹²/L）	HGB（g/L）	PLT（×10⁹/L）	ALT（U/L）	AST（U/L）	新型冠状病毒 RNA
5 月 30 日	2.67	32.08	55.3	4.45	131	230	29.1	29.1	阳性
6 月 4 日	6.33	46.80	44	4.72	137	492	-	-	阳性

胸部 CT：未见明显特殊异常。

【诊断及诊断依据】

诊断：新型冠状病毒感染（轻型）。

诊断依据：患儿为 3 岁幼儿，急性起病，病程短，有明确的流行病学史，发热、精神差为主要表现，新型冠状病毒核酸检测阳性，胸部 CT 未见异常，心律、呼吸、经皮血氧饱和度等生命体征平稳，根据《新型冠状病毒肺炎诊疗方案（试行第九版）》，该患儿诊断为新型冠状病毒感染（轻型）成立。

【治疗经过】

患儿入院后给予新型冠状病毒感染护理常规，二级护理，严密呼吸道隔离，监测生命体征及呼吸指标，加强心理疏导，减轻其心理压力。患儿住院后体温最高达 39.3 ℃，无寒战、抽搐等，给予口服退热药对症治疗，住院后出现咳嗽，给予氨溴特罗口服对症治疗，治疗 5 天后咳嗽减轻，患儿连续 2 次间隔 24 小时新型冠状病毒核酸检测阴性，予以出院。

【随访】

患儿出院后一般情况良好，出院第 7、第 14、第 28 天核酸检测持续阴性。

病例分析

儿童新型冠状病毒感染的潜伏期为 1 ～ 14 天，多为 3 ～ 7 天。临床表现多样，部分感染者可无临床症状。呼吸道感染症状以发热、干咳、乏力为主要临床表现，少数患儿伴有鼻塞、流涕、咽痛、头痛等上呼吸道症状，或伴有嗅觉下降的表现。多数患儿临床表现相对较轻，可无发热或肺炎表现，多在 1 ～ 2 周恢复。消化道感染症状主要发生于部分患儿和新生儿病例，表现为呕吐、腹泻等，或仅表现为精神差。嗅觉和味觉改变相对于成人少见，不同年龄段差异较大。

该患儿为 3 岁女童，仅表现为发热及精神差，影像学检查无肺炎改变，根据新型冠状病毒感染临床分型，符合新型冠状病毒感染轻型诊断。治疗方面，保证充分热量和液体摄入，维持水电解质、内环境稳定和微生态平衡；保持呼吸道通畅，湿化气道，必要时给予吸氧。根据病情监测生命体征、血氧饱和度、CRP 等。

采用物理降温或应用退热药物控制高热，出现惊厥时需及时予以镇静。对于呼吸道分泌物增多且黏稠者应及时进行祛痰治疗，监测患儿生命体征变化，连续 2 次间隔 24 小时新型冠状病毒核酸阴性者可予以出院。

王彩英教授病例点评

在新型冠状病毒感染疫情流行期间，对于出现发热、咳嗽等呼吸道症状及呕吐、腹泻等消化道症状的儿童，要进行新型冠状病毒筛查，特别是对于有流行病学史的儿童，更要引起高度重视。儿童新型冠状病毒感染患者轻症较多，最常见症状是发热和咳嗽，其他症状包括呼吸急促、肌痛、鼻溢、头痛、恶心、呕吐、腹痛、腹泻、咽痛、乏力和嗅觉或味觉丧失。在治疗过程中积极给予患儿对症治疗，对于较小年龄儿童，积极监测生命体征变化，防止病情转重。

（赵扬　整理）

【参考文献】

1. 蒋荣猛，谢正德，姜毅，等 . 儿童新型冠状病毒感染诊断、治疗和预防专家共识（第四版）. 中华实用儿科临床杂志，2022，37（14）：1053-1065.

2. ZHAO Y，ZHAO W，WANG A，et al G. First Case of Coronavirus Disease 2019 in Childhood Leukemia in China. Pediatr Infect Dis J，2020，39（7）：e142-e145.

病例 5
白血病合并新型冠状病毒感染

病历摘要

【基本信息】

患儿，男，3 岁 10 个月，主因"咳嗽、咳痰 21 天，发热 2 天"急诊入院。

现病史：患儿 21 天前无明显诱因出现咳嗽、咳痰，痰液性质不清，症状持续不缓解，入院前 4 天和 3 天连续检测新型冠状病毒核酸均阴性，2 天前出现发热，最高体温 38.2 ℃，给予物理降温体温可降至正常，无寒战，无胸闷、咳喘，于附近儿童医院住院治疗，给予阿奇霉素、奥司他韦、肺热咳喘口服液等药物对症治疗，入院前再次检测新型冠状病毒核酸，结果回报为阳性，以"新型冠状病毒感染（普通型）"收住我院。患儿外祖父确诊新型冠状病毒感染，入院前患儿与其有密切接触。

既往史：白血病 2 年，前体 B 细胞型，缓解期，入院前规律化疗，持续服用复方新诺明预防感染。

个人史：第 1 胎第 1 产，足月顺产娩出，按计划进行免疫接种，生长发育同同龄儿。

【体格检查】

体温 38.8℃，脉搏 102 次 / 分，呼吸 44 次 / 分，血压 103/68 mmHg。急性病容，全身皮肤未见皮疹，全身浅表淋巴结未触及异常肿大，双肺叩诊呈轻音，双肺呼吸音粗，可闻及细湿啰音，未闻及喘鸣音。心律齐，各瓣膜听诊区未闻及病理性杂音。腹部外形平坦，肝肋下 1 cm，质软，脾触诊不满意，双下肢无水肿。

【辅助检查】

甲型 / 乙型流感病毒抗原阴性，余实验室检查见表 5-1。胸部 CT：双肺纹理模糊，可见散在点片影，见图 5-1。腹部超声：肝胆脾胰肾回声未见明显异常。超声心动图：心脏结构、功能未见明显异常。

表 5-1　患儿实验室检查结果

项目	时间			正常值范围
	入院 D1	入院 D7	出院后 D24	
WBC（×10⁹/L）	5.7	5.5	8.22	8～11
LY %	23.7	46.0	49.0	40～60
LY（×10⁹/L）	1.35	2.53	4.03	1.5～4.0
CD4⁺（cells/μL）	451	735	1023	900～2000
HGB（g/L）	121	124	137	110～140
CRP（mg/L）	22	1.7	0.6	0～5
ALT（U/L）	74.8	26.3	31.3	15～40
AST（U/L）	51	24.0	12.1	9～40
SAA（mg/L）	346.8	17.1	2.1	0～10

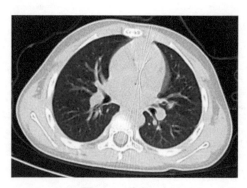

图 5-1 胸部 CT

【诊断及诊断依据】

诊断：新型冠状病毒感染（普通型）、细菌性肺炎、急性淋巴细胞白血病（前体 B 细胞型）。

诊断依据：患儿为幼儿，急性起病，发热为主要症状，有明确的流行病学史，监测新型冠状病毒核酸阳性，胸部 CT 可见散在点片影，心律、呼吸等生命体征平稳，根据《新型冠状病毒肺炎诊疗方案（试行第九版）》诊断新型冠状病毒感染（普通型）成立；患儿炎性指标升高，病程较长，结合胸片考虑合并细菌性肺炎；既往诊断急性淋巴细胞白血病，前体 B 细胞型。

【治疗经过】

患儿入院后给予心电监护仪监测生命体征，体温升高时间段给予物理降温及口服退热药降温，阿奇霉素静脉滴注抗感染，复方甘草酸苷保肝，布地奈德、异丙托溴铵雾化止咳化痰治疗 10 余天，患儿体温降至正常至少 3 天，咳嗽明显好转，双肺呼吸音清，未闻及明显干湿性啰音，复查炎性指标下降至正常，肝酶恢复正常，但患儿 T 淋巴细胞群 CD4+T 细胞仍较低，因患儿为白血病化疗期间儿童，在新型冠状病毒感染住院期间仍间断服用复方新诺明预防感染，但未给予白血病化疗，患儿间隔 24 小时连续两次核酸阴性后出院。

笔记

【随访】

患儿出院后 2 周及 4 周到我院复查，一般情况较好，新型冠状病毒核酸持续阴性，CD4$^+$T 细胞逐步上升。

病例分析

儿童新型冠状病毒感染临床表现多样，部分感染者可无临床症状。呼吸道感染症状以发热、干咳、乏力为主要临床表现，多数患儿临床表现相对较轻，可无发热或肺炎表现，多在 1～2 周恢复。重症患儿表现为明显呼吸困难，可伴有中低热，严重者可快速进展为急性呼吸窘迫综合征、脓毒性休克、难以纠正的代谢性酸中毒、出凝血功能障碍及多脏器功能衰竭。消化道感染症状主要发生于部分患儿和新生儿病例，表现为呕吐、腹泻等，或仅表现为精神差。嗅觉和味觉改变相对于成人少见，不同年龄段差异较大。儿童多系统炎症综合征（multisystem inflammatory syndrome in children，MIS-C）目前以欧美国家报道为多。虽然新型冠状病毒感染患儿的临床表现多样，但发热、寒战和咳嗽是最常报道的症状。临床表现与其他多种临床综合征有重叠，如肺炎、毛细支气管炎、哮喘、胃肠炎。

该病例患儿有发热、肝功能损害等临床症状，胸片可见肺炎，但未达到重症肺炎表现，故诊断新型冠状病毒感染（普通型）。在一些原发性或继发性免疫缺陷的儿童患者中，例如本例患者，急性淋巴细胞白血病化疗期间，免疫功能较差，感染新型冠状病毒后，识别 CD4$^+$T 细胞的病毒蛋白表型被改性，以致复制过程中产生的 CD4$^+$T 细胞在宿主细胞中。由于这些细胞不能正确识别病毒，它们仍处于低激活状态。为了具有抗病毒免疫效果，身体选择能够识别病毒蛋白表型的其他免疫细胞来激活和增殖。

新型冠状病毒感染患儿的实验室检查会出现：①通常外周血白细胞总数正常或降低，可有淋巴细胞计数减少，部分患儿CRP、ESR和PCT正常。②极少数患儿出现肝酶、乳酸脱氢酶、肌酶、肌红蛋白、肌酐、肌钙蛋白和铁蛋白增高。③重型和危重型患儿D-二聚体升高，外周血淋巴细胞数进行性减少；IL-6、IL-4、IL-10、TNF-α等炎症因子水平升高。④出现MIS-C时，CRP、ESR、PCT、铁蛋白和IL-6等炎症标志物显著升高，中性粒细胞增多，淋巴细胞减少，D-二聚体、肌钙蛋白和脑钠肽升高。

该病例患儿双肺有散在局限性磨玻璃影，考虑为新型冠状病毒感染早期表现。新型冠状病毒感染的影像学检查表现可分为4期：①早期：多表现为单发或多发的局限磨玻璃影，可呈淡薄云雾状或细网格状，内可见增粗血管影，少数呈局限实变影，位于胸膜下或支气管血管束旁，其中胸膜下肺外周最常见，多位于双下叶。②进展期：可表现为磨玻璃影增多，或者范围扩大有融合趋势，进而呈大片实变影。③重症期：表现为单侧或者双侧肺呈弥漫性实变和磨玻璃影混合存在影，内见支气管充气征，以实变影为主，少数表现为"白肺"，胸腔积液和气胸极少见，新型冠状病毒感染患儿较少进展为重症期。④吸收期：原有病变可完全吸收好转，间质纤维化罕见。要特别提到的一点是，在出现MIS-C时，心功能不全患儿可见心影增大和肺水肿。

鉴别诊断的要点主要包括流行病学史和多病原实验室检测。主要与流感病毒、副流感病毒、腺病毒、呼吸道合胞病毒、鼻病毒、人偏肺病毒、其他冠状病毒等已知病毒性感染性疾病相鉴别以及与支原体肺炎、衣原体肺炎、细菌性肺炎和川崎病等相鉴别。在诊断时要考虑新型冠状病毒与其他病毒和（或）细菌混合感染的情况。

治疗：①一般治疗及监测：适当多休息，保证充分热量和液体摄入，维持水电解质、内环境稳定和微生态平衡；保持呼吸道通畅，湿化气道，必要时给予吸氧。根据病情监测生命体征、血氧饱和度、CRP、肝肾及心肌酶学相关生化指标、凝血功能，必要时行动脉血气分析，及时进行胸部影像学复查，必要时行细胞因子检查，对高危患儿行 CRP、铁蛋白、IL-6 等检测，监测 MIS-C 发生的可能。②对症治疗：对发热患儿要积极控制高热，采用物理降温或应用退热药物治疗，出现惊厥时需及时予以镇静。呼吸道分泌物增多且黏稠者要及时进行祛痰治疗，患儿接受治疗后，临床症状好转可予以出院，但是对于免疫功能不全及合并特殊疾病的患儿，一定要注意病情加重的可能，注意合并其他脏器的损害，本病例中，患儿合并肝脏损害，给予保肝对症治疗后肝功能恢复正常。

庞琳教授病例点评

本病例特点在于关注具有基础疾病并发新型冠状病毒感染的儿童患者的临床管理。儿童新型冠状病毒感染通常为轻症，但在年龄较小、原发性或继发性免疫功能受损，以及合并有其他基础疾病时，容易进展成普通型，甚至重型，包括出现低血压和多系统受累等。目前认为，细胞因子释放综合征是新型冠状病毒重度感染的重要发病机制，在重症死亡病例中，75% 有 ≥ 1 种基础疾病，45% 有 ≥ 2 种基础疾病，儿童住院期间炎症标志物（如 CRP、PCT、IL-6、铁蛋白、D- 二聚体）升高，入院时呼吸困难、呼吸过速和（或）缺氧以及入院时胃肠道症状都与重症相关。有一些危重症病例个案报道了心血管异常，如心力衰竭、心律失常、心肌炎、心包炎、心源性休克、肺栓塞、ST段抬高型心肌梗死。也有研究报道，20%的儿童期癌症患者新型冠状病毒感染发展为重症或危重症，且死亡率高于一般儿科人群。癌症患儿中重症与强化化疗、中性粒细胞减少、淋巴细胞减少、合并其他基础疾病和混合感染相关。

【参考文献】

1. 蒋荣猛，谢正德，姜毅，等．儿童新型冠状病毒感染诊断、治疗和预防专家共识（第四版）．中华实用儿科临床杂志，2022，37（14）：1053-1065.

2. IRFAN O，MUTTALIB F，TANG K，et al. Clinical characteristics，treatment and outcomes of paediatric COVID-19：a systematic review and meta-analysis. Arch Dis Child，2021，106（5）：440-448.

3. ZHAO Y，ZHAO W H，WANG A B，et al. First case of coronavirus disease 2019 in childhood leukemia in china. Pediatr Infect Dis J，2020，39（7）：e142-e145.

4. LIGUORO I，PILOTTO C，BONANNI M，et al. SARS-COV-2 infection in children and newborns：a systematic review. Eur J Pediatr，2020，179（7）：1029-1046.

5. PANJABI A L，FOSTER R C，MCCARTHY A M，et al. Pulmonary embolism as the initial presentation of coronavirus disease 2019 in adolescents. Pediatr Infect Dis J，2021，40（5）：e200-e202.

6. CHIMA M，WILLIAMS D，THOMAS N J，et al. COVID-19-associated pulmonary embolism in pediatric patients. Hosp Pediatr，2021，11（6）：e90-e94.

7. PERSSON J，SHOROFSKY M，LEAHY R，et al. ST-elevation myocardial infarction due to acute thrombosis in an adolescent with COVID-19. Pediatrics，2021，148（2）：e2020049793.

（赵扬　整理）

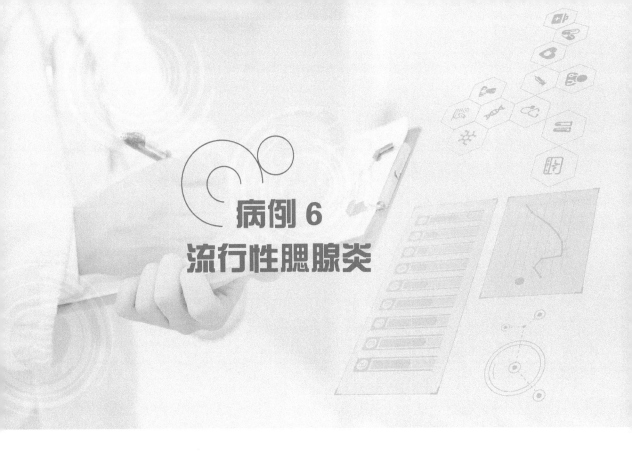

病例 6
流行性腮腺炎

病历摘要

【基本信息】

患儿，男，7岁8个月，主因"发热2天"入院。

现病史：入院前2天，患儿无明显诱因出现发热，热峰4～5次/日，体温最高39.3 ℃，予退热药口服后体温可降至37.6～38 ℃，发热时伴畏寒、寒战、鼻塞，无流涕、咳嗽、咳痰，无恶心、呕吐等其他不适，于门诊查血常规：WBC 22.32×10^9/L，NE% 79%，LY% 14.5%，HGB 126 g/L，PLT 439×10^9/L；CRP 48 mg/L。考虑存在细菌感染，予头孢曲松静脉滴注抗感染治疗。入院前1天，患儿食纳欠佳，仍有发热，伴呕吐，非喷射性，呕吐物为胃内容物，无咖啡样物，自诉头痛、腹痛及颈部不适，具体部位及性质描述不清，疼

33

痛可耐受。查体可见右侧耳前、耳后及耳垂下皮肤肿胀，界线不清，局部皮温不高，无发红，有轻微压痛，腮腺管口处无红肿及分泌物，为进一步诊疗，就诊于我院，急诊以"发热待查：细菌感染、流行性腮腺炎？"收入院。

流行病学史：否认类似症状患者接触史。

既往史：入院前 11 天诊断猩红热，经阿奇霉素静脉滴注抗感染治疗 5 天后，病情痊愈，余无特殊。

个人史：足月剖宫产，出生过程顺利，出生体重 3050 g，喂养史及生长发育史均正常。按计划进行免疫接种。

【体格检查】

体温 40.2 ℃，脉搏 98 次 / 分，呼吸 35 次 / 分，经皮血氧饱和度 98% ～ 100%（未吸氧），血压 112/75 mmHg。神清，精神反应稍弱，颈项稍强直，周身无皮疹及皮下出血，右颈部可触及数枚黄豆大小的淋巴结，质软，无压痛，活动度可，与周围组织无粘连，右侧耳前、耳后及耳垂下皮肤肿胀，界线不清，局部皮温不高，无发红，有轻微压痛，腮腺管口处无红肿及分泌物，咽稍充血，双侧扁桃体Ⅰ度肿大，未见脓性分泌物。心肺腹查体未见明显异常，神经系统查体未见明显异常。

【辅助检查】

入院后检查：血常规：WBC 20.22×10^9/L，NE% 85.4%，LY% 8.92%，RBC 4.57×10^{12}/L，HGB 125 g/L；PCT 3.22 ng/mL；CRP 334.2 mg/L；生 化：AST 11.8 U/L，ALB 38.2 g/L，A/G 1.0，LDH 305.7 U/L，CK 41.6 U/L，CK-MB 25.8 U/L；电解质＋肾功能＋血糖＋血氨：血钠 134.2 mmol/L，血氯 97.5 mmol/L，二氧化碳结合力 19.2 mmol/L；AMY 143.3 U/L；脑脊液常规：无色，透明，总细胞数 702 个 /μL，白细胞数 2 个 /μL，五管糖 1 ～ 5 管阳性，潘氏试验阴性；

脑脊液生化：蛋白 88.2 mg/dL，GLU 3.0 mmol/L，Cl⁻ 120.3 mmol/L；脑脊液涂片未见细菌；脑脊液压力 210 mmH$_2$O；（血清）腮腺炎抗体 IgM 阴性；（脑脊液）腮腺炎抗体 IgM 阴性；肺炎支原体抗体阳性（1：320），ASO 1030 IU/mL；EBV、CMV、HIV、HCV、梅毒、乙肝病毒抗原抗体检测均为阴性；甲型/乙型流感病毒核酸检测阴性；呼吸道病原学检测（风疹、麻疹、腺病毒等）阴性。颈部彩超：右侧腮腺稍大，双侧颈部淋巴结肿大。

出院前复查：血常规：WBC 5.53×10⁹/L，NE% 29.22%，LY% 54.21%，RBC 4.15×10¹²/L，HGB 111 g/L；淀粉酶 61.1 U/L，PCT 0.12 ng/mL，CRP 18.5 mg/L；（血清）腮腺炎抗体 IgM：阳性。

【诊断及诊断依据】

诊断：流行性腮腺炎、细菌感染、病毒性脑膜炎。

诊断依据：急性起病，病史短，临床以发热、腮腺非化脓性肿大为主要表现，查体可见右侧耳周及颈部明显肿大，局部皮温不高，无发红，腮腺处有压痛，腮腺管口处无红肿及分泌物，入院后查抗腮腺炎抗体结果阳性，腮腺超声可见腮腺明显肿大，故诊断流行性腮腺炎明确。患儿以发热起病，急查血常规提示炎性指标明显升高，抗感染治疗有效，故诊断细菌感染。病程中逐渐出现头痛、恶心、呕吐等颅高压表现，查体见颈项稍强直，脑脊液压力明显升高，诊断病毒性脑膜炎明确。

【治疗经过】

予头孢曲松静脉滴注抗感染、干扰素雾化抗病毒、甘露醇静脉滴注降颅压及丙种球蛋白等对症支持治疗。入院第 2 天，复查血常规较前好转，发热频次及热峰均有下降，头痛及消化道症状均明显好转。入院第 3 天，体温恢复正常，右侧面颊及颈部肿胀较前稍有缓解，化验回报：淀粉酶升高；颈部超声示右侧腮腺稍大，双侧颈部淋巴结肿大；继予抗炎及丙种球蛋白支持治疗。入院第5天，复查血常规已基本降至正常，PCT及CRP均较前下降，提示抗感染治疗有效，血淀粉酶恢复正常。入院第7天，临床症状完全缓解，右侧面颊部肿胀已基本消退，颈部淋巴结明显回缩，血常规及PCT均已恢复正常，CRP较前好转，病情平稳，予出院，嘱出院后3～5天复查炎性指标，不适随诊。

【随访】

患儿出院后居家隔离，5天后复查血常规、PCT及CRP均正常，右侧面颊部肿胀已消退，体温正常，一般情况良好。

📋 病例分析

流行性腮腺炎是由腮腺炎病毒引起的呼吸道传染病，主要表现为腮腺肿大、胀痛，冬春季高发，传染源为早期患者和隐性感染者，患者在腮腺肿大的前7天到发病后8天都具有传染性，其中从发病前1～2天到发病后5天的传染性最强，可经呼吸道飞沫、直接接触或者含病毒的污染物传播。人群普遍易感，以2～9岁儿童最为常见，腮腺炎可能为单侧或双侧发病，90%的患者先出现单侧症状，几日后出现对侧腮腺症状，通常具有流行病学史及相关症状、体征即可做出临床诊断，确诊尚需病原学及血清学检测，如血清中检测出腮腺炎病毒特异性抗体IgM，或者恢复期与急性期血清（间隔2～4周）腮腺炎病毒IgG抗体滴度比呈4倍或4倍以上升高，或者唾液、尿液、脑脊液等体液中分离到腮腺炎病毒等。该病具有自限性，大多数患者可在数周内痊愈。

笔记

赵扬教授病例点评

流行性腮腺炎是一种可以通过疫苗预防的病毒性传染病，起病之初通常有数日的发热、头痛、全身乏力及食欲不振，随后出现腮腺炎，感染后一般可获得持久性免疫甚至终身免疫，再次感染者非常罕见。流行性腮腺炎常易并发其他疾病，如脑膜炎、脑膜脑炎、胰腺炎、卵巢炎、睾丸炎及心肌炎等，本例患儿在病程早期即出现血液炎性指标的明显升高，并伴有头痛、恶心、呕吐等颅高压症状，入院后脑脊液常规、生化检查大致正常，但脑脊液压力明显升高，病毒性脑膜炎诊断明确。此外，合并细菌感染的流行性腮腺炎患儿仍需与其他化脓性腮腺炎、病毒性腮腺炎相鉴别。

【参考文献】

1. 李兰娟，任红，高志良等．传染病学．9 版．北京：人民卫生出版社，2018：89-92.

2. Centers for Disease Control and Prevention. Manual for the surveillance of vaccine-preventable diseases. Chapter 9：Mumps. https：//www. cdc. gov/vaccines/pubs/surv-manual/chpt09-mumps. html（Accessed on April 06，2018）.

3. CARDEMIL C V，DAHL R M，JAMES L，et al. Effectiveness of a third dose of MMR vaccine for mumps outbreak control. N Engl J Med，2017，377（10）：947-956.

（刘洋　整理）

病例 7
流行性腮腺炎并发急性胰腺炎

病历摘要

【基本信息】

患儿，男，9岁10个月，主因"间断发热8天，耳周及颈部肿痛5天"急诊入院。

现病史：入院前8天，患儿自接触患有腮腺炎的同学后出现发热，每日2次热峰，体温最高38.3 ℃，伴有畏寒、寒战，无抽搐，无咳嗽、流涕，无头痛、腹痛，无皮疹等其他特殊表现，予口服退热药体温可降至正常。入院前5天，患儿体温恢复正常，但出现左侧耳周及颈部肿痛，皮肤表面无发红，无破溃，周身无皮疹，就诊于当地医院，考虑诊断"流行性腮腺炎"，予蒲地蓝及其他药物口服对症治疗（具体不详）。入院前4天，患儿右侧耳周及颈部亦出现肿痛，表现同前，故继予上述药物口服对症治疗。入院前 1 天，患儿再次出现发热，体温最高 38.7 ℃，伴畏寒、寒战，偶诉头痛及腹部不适，呕吐 2 次，非喷射性，呕吐物为胃内容物，考虑病情加重，遂就诊于我院急诊，急查血常规、CRP、肝肾功能、心肌酶等均大致正常，电解质提示血钠偏低（133.3 mmol/L），淀粉酶（469.1 U/L）及脂肪酶（191.3 U/L）升高，抗腮腺炎 IgM 抗体结果待回报，为进一步诊疗，急诊以"流行性腮腺炎、急性胰腺炎？"收入院。

流行病学史：8 天前，患儿曾接触过患有腮腺炎的同学。

既往史：体健，按计划接种疫苗。

个人史：第 1 胎第 1 产，足月自娩出生，无窒息复苏史，出生体重 3750 g，喂养史及生长发育史正常。

【体格检查】

体温 39.5 ℃，脉搏 95 次/分，呼吸 36 次/分，经皮血氧饱和度 99% ～ 100%（未吸氧），血压 109/70 mmHg。神清，精神反应稍弱，周身皮肤无皮疹及皮下出血，双侧耳周皮肤肿胀，伴触痛，表面皮温不高，双侧颈部均可触及肿物，左侧约为 2 cm×4 cm，右侧约为 3 cm×4 cm，有触痛，与周围组织无粘连，腮腺管口处无红肿及分泌物，咽稍充血，双侧扁桃体 I 度肿大，未见脓性分泌物。心肺腹查体未见明显异常，神经系统查体未见明显异常。

【辅助检查】

入院后检查：淀粉酶 318.4 U/L，脂肪酶 162.2 U/L；尿淀粉酶 252.8 U/L；PCT 0.09 ng/mL；ESR 2.00 mm/h；肌红蛋白 21.7 ng/mL，肌钙蛋白 I 0.001 ng/mL，CK-MB 0.30 ng/mL；肝功能：ALT 13.9 U/L，AST 28.1 U/L，TP 64.8 g/L，ALB 37.5 g/L，HDL-C 0.57 mmol/L，LDL-C 4.24 mmol/L，GLO 27.3 g/L；肺炎支原体抗体：阳性（1 : 160）；抗腮

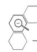

腺炎 IgM 抗体：阳性；腮腺超声：左侧腮腺增大，双侧腮腺内淋巴结可见，双侧颈部淋巴结可见，部分肿大。腹部超声：未见明显异常。

住院期间复查：血常规：WBC 4.09×10^9/L，NE% 31.12%，LY% 55.01%，RBC 4.91×10^{12}/L，HGB 132 g/L，PLT 371.0×10^9/L，PCT < 0.05 ng/mL；电解质：未见异常；淀粉酶 181.8 U/L，脂肪酶 130.6 U/L（入院第 2 天）；淀粉酶 109.9 U/L，脂肪酶 109.5 U/L（入院第 6 天）；淀粉酶 101.6 U/L，脂肪酶 79.0 U/L（入院第 9 天）。

【诊断及诊断依据】

诊断：流行性腮腺炎、急性胰腺炎、低钠血症。

诊断依据：急性起病，病史短，病初有类似患者的接触史，临床主要表现为发热及腮腺非化脓性肿大，同时伴有头痛、纳差、恶心、呕吐及腹痛等伴随症状，查体可见双侧耳周及颈部皮肤明显肿大，局部皮温不高，无发红，腮腺处有压痛，腮腺管口处无红肿及分泌物，病灶从一侧蔓延至双侧，血清学检查提示腮腺炎抗体阳性，腮腺超声亦支持腮腺炎影像，故诊断流行性腮腺炎明确。血脂肪酶明显升高，临床亦存在纳差、恶心、呕吐及腹痛等消化道症状，故诊断急性胰腺炎明确。血电解质提示血钠减低，故诊断低钠血症。

【治疗经过】

入院后仍有发热，每日两次热峰，体温最高 39.5 ℃，伴恶心、头痛，查体仍精神反应稍弱，双侧腮腺部位肿大较前加重，腮腺管口处无红肿及分泌物，上腹部轻压痛，余无特殊。查血降钙素原、心肌酶及血沉均正常，抗腮腺炎 IgM 抗体阳性；复查血淀粉酶及脂肪酶仍有升高（高于正常值上限的 3 倍），腮腺超声支持腮腺炎诊断，腹部超声未见明显异常。诊断流行性腮腺炎合并胰腺炎，暂予禁食、抑酸、补液及抗病毒等对症支持治疗。入院第 3 天，患儿体温情况较前好转，未再出现发热、头痛、恶心及腹痛表现，仅有脐周轻压痛，复查血淀粉酶及脂肪酶均较前下降，尿淀粉酶亦升高，考虑胰腺炎较前好转，继予禁食水、静脉补液。入院第 7 天，患儿双侧腮腺肿大均较前明显好转，仍偶有脐周轻压痛，体温正常，复查血常规、炎性指标、肝肾功能、电解质及血淀粉酶均处于正常范围，血脂肪酶较前好转，但仍有升高，继续动态监测。入院第 9 天，患儿体温正常，双侧腮腺肿大基本消退，脐周无压痛，复查血淀粉酶正常，脂肪酶进行性减低，开始予少量水及流食试喂养，患儿耐受良好，无呕吐、腹胀及腹痛等不适表现。入院第 12 天，患儿进食后无不适反应，复查血淀粉酶正常，脂肪酶仍稍高，血常规正常，病情平稳，准予出院，嘱出院后逐渐过渡到正常饮食，3 ～ 5 天后复查血淀粉酶及脂肪酶指标，不适随诊。

【随访】

出院后 3 天复查血常规、炎性指标、血淀粉酶及脂肪酶等均降至正常范围，双侧腮腺肿胀已消退，体温平稳，饮食已恢复正常，一般情况良好。

病例分析

急性胰腺炎是流行性腮腺炎常见的并发症之一，可称为流行性腮腺炎性胰腺炎，患者病前无暴饮暴食史，无胰腺炎病史，临床主要表现为发热、腮腺肿大或颌下腺肿大，持续性中上腹疼痛，伴或不伴恶心、呕吐和腹胀，查血、尿淀粉酶升高，或血脂肪酶升高，血白细胞及中性粒细胞可明显升高，B 超、CT 检查可见胰腺体积明显增大。本例患儿具有明确的流行病学史，诊断流行性腮腺炎明确，病程中出现恶心、呕吐及腹痛等消化道症状，查血脂肪酶高于正常值上限的 3 倍以上，虽腹部超声未见明显胰腺肿大，但仍可诊断流行性腮腺炎合并急性胰腺炎。治疗方面：流行性腮腺炎没有特殊的抗病毒药物治疗，常常应用解热镇痛药或冷、热敷缓解腮腺区不适，急性胰腺炎的治疗尚需评估病情的严重程度，轻度患者给予短时间的禁食、抑酸及补液等对症支持治疗即可痊愈，血、尿淀粉酶和脂肪酶多在 1 ～ 3 周内恢复正常，胰腺炎症状、体征多在 1 ～ 2 周内消失。但重症胰腺炎患者仍需引起重视，部分患者可出现早期休克、后期的继发细菌感染，甚至出现多器官功能障碍综合征。

庞琳教授病例点评

本病例的特点及难点在于对流行性腮腺炎并发症的认识，早诊断、早治疗很重要。流行性腮腺炎是由腮腺炎病毒导致的急性自限性呼吸道传染病，腮腺炎病毒除可侵犯腮腺外，还可侵犯神经组织和其他腺体组织，引起脑膜炎、脑膜脑炎、胰腺炎、卵巢炎、睾丸炎及心肌炎等。腮腺炎病毒侵入血脑屏障后会出现脑膜或脑膜脑炎所指的神经系统症状，而病毒侵犯胰腺组织后可并发急性胰腺炎，出现胰酶升高及消化系统症状。然而，需要注意的是，单纯的流行性腮腺炎患者亦会出现血、尿淀粉酶及脂肪酶的轻度升高，当胰酶升高超过正常值上限的 3 倍时方可确诊急性胰腺炎，胰腺超声检查可作为辅助诊断。早期发现，及时予禁食、抑酸及补液等对症支持治疗后，胰酶可降至正常。另外，并发重症胰腺炎患者尚需使用奥曲肽、生长抑素等药物抑制胰酶分泌或进一步的外科手术治疗。

笔记

【参考文献】

1. 王卫平，孙锟，常立文，等 . 儿科学 . 9 版 . 北京：人民卫生出版社，2018：29-30，178-180.

2. WU J R，ZHANG X M，ZHANG B. Potassium dehydroandrographolide succinate injection for the treatment of child epidemic parotitis：a systematic review and meta-analysis. Chin J Integr Med，2015，21（11）：866-873.

3. MORITA S，FUJIWARA K，FUKUDA A，et al. The clinical features and prognosis of mumps-associated hearing loss：a retrospective，multi-institutional investigation in Japan. Acta Otolaryngol，2017，137（sup565）：S44-S47.

（刘洋　整理）

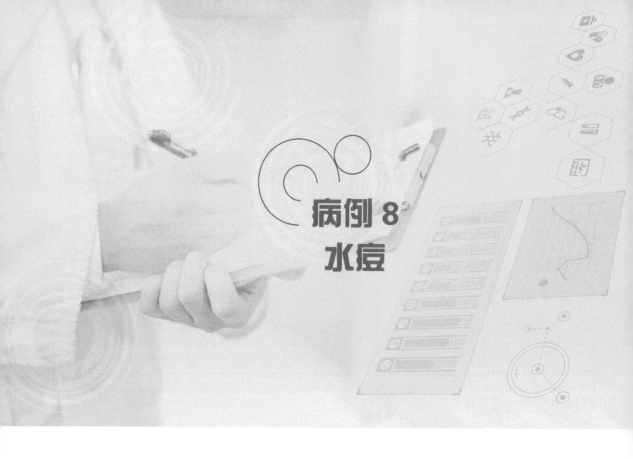

病例 8
水痘

病历摘要

【基本信息】

患儿，男，80天，主因"皮疹4天，发热2天"入院。

现病史：患儿入院前4天接触患水痘的母亲后出现皮疹，初于面部、臀部出现数枚红色皮疹，逐渐增多，蔓延至躯干、四肢，皮疹具有多种形态，包括疱疹、斑丘疹，无发热、咳嗽、流涕、气促，无拒乳、呕吐、腹泻，无易激惹、抽搐，无排尿哭闹等表现。入院前2天患儿出现发热，体温最高39.1℃，发热时不伴明显畏寒、寒战，就诊于当地医院，考虑"水痘"，给予四季抗病毒口服液口服，患儿发热较前频繁，自行口服对乙酰氨基酚，体温最低降至38.5℃，5～6小时后体温复升，并且出现精神差、睡眠增多、食欲欠佳表现，无恶心、呕吐，大便 4 ～ 5 次 / 日，为黄色糊便，伴奶瓣，小便量尚可。

流行病学史：冬季发病，发病 4 天前接触了患水痘的母亲，在未采取防护措施的情况下接触近 1 天，随即患儿母亲与患儿分别在不同房间休息，仅在哺乳时患儿母亲戴口罩与患儿近距离接触。

既往史：2 月龄时面部、四肢曾患湿疹，给予地奈德乳膏外用后好转。

个人史：第 2 胎第 2 产，胎龄 38⁺ 周自然分娩，出生过程顺利，无窒息抢救史。出生体重 3300 g。生后奶粉喂养。未添加辅食。按时接种疫苗。

【体格检查】

体温 38.8 ℃，心率 144 次 / 分，血压 75/45 mmHg，呼吸 36 次 / 分。精神不振，急性病容，皮肤温度高，头面、躯干、四肢可见密集分布红色斑疹、斑丘疹、丘疱疹及少许结痂疹，皮疹呈向心性分布，部分皮疹周围皮肤稍红肿，未见脓性分泌物，全身浅表淋巴结未触及异常肿大。前囟平软，张力不高。右耳外耳道可见脓液。颈软无抵抗，双肺呼吸音略粗，未闻及干湿性啰音及胸膜摩擦音。心脏、腹部查体未见明显异常，四肢肌力、肌张力正常，病理征阴性。

【五官科专科检查】

双耳耳郭可见疱疹，右耳外耳道可见脓液，鼓膜不能窥及，左外耳道及鼓膜未见异常。

【辅助检查】

入院时检查：血常规：WBC 9.49×10^9/L，NE% 44.60%，LY% 49.40%，HGB 104.0 g/L，PLT 257.0×10^9/L。CRP 2.6 mg/L。PCT 0.28 ng/mL。急诊肝功能：ALT 79.9 U/L，AST 94.3 U/L。电解质 +

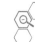

肾功能＋血糖＋血氨：血钠 128.5 mmol/L，血氯 96.3 mmol/L，余项大致正常。心肌酶大致正常。水痘－带状疱疹病毒抗体 IgM 阳性。双份血培养均未见细菌生长。柯萨奇肠道病毒抗体 IgM 阴性。单纯疱疹病毒Ⅰ型抗体 IgM 阴性。单纯疱疹病毒Ⅱ型抗体 IgM 阴性。甲型／乙型流感病毒抗原检测均阴性。甲型流感病毒通用型核酸检测阴性。

出院前复查：血常规：WBC 7.84×10^9/L，NE% 32.80%，LY% 53.40%，HGB 109.0 g/L，PLT 297.0×10^9/L。CRP 0.2 mg/L。PCT ＜ 0.05 ng/mL。急诊肝功能：ALT 51.0 U/L，AST 62.8 U/L。电解质：血钠 143.2 mmol/L，血氯 98.7 mmol/L。

【诊断及诊断依据】

诊断：水痘、病毒性脑炎不除外、化脓性中耳炎、肝损害、低钠血症。

诊断依据：本患儿有水痘患者接触史，临床以发热、皮疹为主要症状，皮疹为斑疹、斑丘疹、丘疱疹及结痂疹多样同时存在，部分疱液澄清，部分浑浊，符合水痘皮疹表现，而且水痘－带状疱疹病毒抗体 IgM 阳性，故诊断水痘成立。脑炎是水痘的严重并发症之一，多发生于免疫抑制人群，表现为精神差、嗜睡、烦躁、神志改变、抽搐等，本患儿为 2 月余小婴儿，免疫系统发育尚未成熟，有精神差、睡眠增多、易惊表现，不排除合并脑炎，但患儿背部皮疹密集，有明确腰椎穿刺禁忌，故未能明确诊断。患儿右耳外耳道可见脓液，查降钙素原升高，结合五官科检查结果，诊断化脓性中耳炎成立。患儿入院后查转氨酶升高，故诊断肝损害，考虑为水痘－带状疱疹病毒感染所致。患儿入院后查血钠明显降低，故诊断低钠血症成立，考虑与发热、食欲差有关。

【治疗经过】

入院后给予加强皮肤护理，阿昔洛韦 10 mg/kg、q8h 静脉滴注抗病毒 5 天，氧氟沙星滴耳液稀释（加 2 倍氯化钠注射液）后滴右耳联合头孢美唑静脉滴注抗感染，丙种球蛋白 400 mg/（kg·d）× 5 d 静脉滴注免疫支持，还原型谷胱甘肽、复方甘草酸苷、维生素 C 静脉滴注保肝，含钠液补钠对症支持等治疗。入院后患儿精神反应欠佳，偶有易惊表现，不排除合并脑炎，但患儿后背皮疹密集，有明确腰椎穿刺禁忌，未做腰椎穿刺检查。加用丙种球蛋白后患儿精神状态明显好转，查体见前囟平软，张力不高，故暂未加用甘露醇降颅压治疗。入院第 3 天精神反应、食欲明显好转，查血钠升至正常。入院第 4 天体温恢复正常，未再发热，精神反应正常，未再出现易惊表现，无新增皮疹，原有皮疹均已结痂。入院第 6 天双耳道未见异常分泌物，部分结痂疹已经脱落。复查血常规、炎性指标、电解质均恢复正常，转氨酶仍高，给予甘草酸二铵肠溶胶囊口服，带药出院。

【随访】

出院后半个月门诊复诊，精神状态好，皮疹均已消退，无皮肤瘢痕、色素沉着，双耳听力正常，转氨酶恢复正常，未遗留后遗症。

病例分析

水痘 – 带状疱疹病毒（varicella-zoster virus，VZV）是常见的可导致人类感染的疱疹病毒之一。VZV 感染可表现为两种不同的疾病形式：水痘和带状疱疹。初次 VZV 感染可引发弥漫性水疱疹，即水痘。潜伏性 VZV 的内源性再激活通常引起局部皮肤感染，称为带状疱疹。水痘冬春季多发，人类为 VZV 唯一宿主，人群普遍易感，主要好发人群为未接种疫苗的儿童、免疫力低下的人群。水痘的传染性极强，通常认为自发病前 1～2 天至皮疹完全干瘪结痂前均具有传染性，免疫功能受损患者可能在整个病程中均具有传染性。水痘可经呼吸道飞沫传播，亦可通过皮肤直接接触皮损处的水疱液而传播给易感人群。水痘感染的潜伏期为 12～21 日，平均潜伏期为 14～16 日。水痘通常为急性起病，以皮疹为主要表现，病初为斑疹、斑丘疹，可迅速变为疱疹并伴有瘙痒感，疱疹中心可见脐凹，疱液初期清亮、后期可浑浊，斑疹、斑丘疹、丘疱疹及结痂疹可同时存在，呈向心性分布。可伴有发热、头痛、恶心、呕吐、腹泻等症状，可合并皮肤软组织感染、肺炎、中耳炎、肝损害、心肌炎、肾炎、脑炎等并发症。成人患者或任何年龄段免疫功能受损患者原发性水痘感染的临床表现较严重，儿童的病情通常较轻。本病具有自限性，病后可获得终身免疫。治疗上主要采取对症治疗，免疫功能受损、重症或者有并发症者，可给予抗病毒药物治疗，如阿昔洛韦或伐昔洛韦。

本例患儿有明确的流行病学史，以发热、皮疹为主要临床表现，皮疹形态符合水痘的典型特点，实验室检查水痘病毒抗体 IgM 阳性，根据以上临床特点，水痘的诊断可明确。小婴儿患水痘后可合并多种并发症，需要临床医生仔细查体，并结合实验室检查协助评估诊断，以免遗漏病毒性脑炎、化脓性中耳炎等隐匿并发症。

入院后给予加强皮肤管理预防继发皮肤软组织感染，阿昔洛韦静脉滴注抗病毒治疗；诊断化脓性中耳炎明确，加用氧氟沙星滴耳液稀释（加 2 倍氯化钠注射液）后滴右耳联合头孢美唑静脉滴注抗感染治疗；考虑本例患儿为 2 月余小婴儿，免疫系统发育尚不成熟，反复高热，精神差，不排除病毒性脑炎诊断，且存在较严重的并发症——化脓性中耳炎、肝损害，故加用丙种球蛋白静脉滴注免疫支持治疗；其他支持治疗包括保肝降酶、补钠纠正电解质紊乱等。经上述治疗后，患儿体温迅速降至正常，精神、食欲好转，血钠迅速升至正常，转氨酶逐渐降至正常，考虑治疗有效。出院后随访，患儿未遗留后遗症，提示临床预后良好。

📋 王彩英教授病例点评

　　本病例特点及难点在于小婴儿水痘及其并发症的诊断及治疗。小婴儿免疫功能发育尚不完善，或伴有并发症者，均应积极给予抗病毒治疗，通常选择静脉滴注抗病毒药物。细菌感染为儿童水痘患儿常见并发症，应积极给予抗生素治疗，根据感染程度可适当给予丙种球蛋白免疫支持治疗。本例患儿为 2 月余小婴儿，免疫功能尚不健全，病程中高热、易惊，不排除合并病毒性脑炎可能，同时合并化脓性中耳炎、细菌感染明确，故应在积极抗病毒治疗的基础上，加用抗生素和丙种球蛋白抗细菌感染，以及其他对症、支持治疗。水痘脑炎虽然不多见却是非常严重的并发症，应高度警惕，尽早识别、诊断，积极治疗，以减少 / 避免后遗症的发生、降低病死率。

【参考文献】

1. 丘丽莉，梁姆炎，邓燕艺 . 290 例小儿水痘并发症分析 . 皮肤病与性病，2018，40（1）：6-9.

2. 李沂轩，刘英，贺雪文，等 . 379 例水痘患者的流行病学特征分析 . 当代医学，2020，26（35）：177-179.

（徐琳　整理）

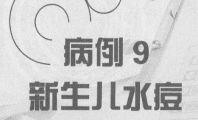

病例 9
新生儿水痘

病历摘要

【基本信息】

患儿，女，24 天，主因"皮疹 4 天，发热 1 天"入院。

现病史：患儿 4 天前接触了患水痘的姐姐后开始出现皮疹，从下肢、头面部开始，逐渐蔓延至全身，1 天前患儿出现发热，体温最高 38.4 ℃，发热时不伴畏寒、寒战，家长自行给予患儿布洛芬混悬剂 1 mL 口服（共用 3 次），体温最低降至 37.6 ℃，6 小时后体温复升。无咳嗽、流涕、吐泻等不适。

既往史：患儿胎儿期无特殊。

个人史：第 3 胎第 2 产，胎龄 39⁺ 周自然分娩，出生过程顺利，无窒息抢救史。出生体重 3800 g。生后混合喂养。未添加辅食。已接种乙肝疫苗第一针、卡介苗。

【体格检查】

体温 37.4 ℃，心率 132 次 / 分，血压 70/42 mmHg，呼吸 34 次 / 分。足月新生儿外貌，精神反应可，哭声响亮，头皮、颜面、躯干及四肢均可见较密集疱疹，少许红色斑丘疹，疱液清亮，个别疱疹已破溃，疹间皮肤正常，囟门平，张力不高，心肺腹查体未见明显异常，新生儿觅食、吸吮、拥抱、握持反射正常引出。

【辅助检查】

入院时检查：血常规：WBC 5.68×10^9/L，NE% 2.74%，NE# 0.15×10^9/L，LY% 74.84%，MO% 14.64%，RBC 3.99×10^{12}/L，HGB 129.00 g/L，PLT 202.00×10^9/L。CRP 1.2 mg/L。PCT 0.11 ng/mL。急诊肝功能：ALT 56.5 U/L，AST 134.7 U/L，余项大致正常。心肌酶谱：LDH 584.2 U/L，CK-MB 53.0 U/L，HBDH 448 U/L。高敏肌钙蛋白 I 0.035 ng/mL。水痘 – 带状疱疹病毒抗体 IgM 阳性。双份血培养未见细菌生长。柯萨奇肠道病毒抗体 IgM 阴性。单纯疱疹病毒 I 型抗体 IgM 阴性。单纯疱疹病毒 II 型抗体 IgM 阴性。甲型 / 乙型流感病毒抗原检测均阴性。甲型流感病毒通用型核酸检测阴性。乙肝表面抗原阴性。丙肝病毒抗体阴性。巨细胞病毒抗体 IgM 阴性。脑脊液常规、脑脊液生化均未见异常。

出院前复查：血常规：WBC 9.43×10^9/L，NE% 28.2%，NE# 2.66×10^9/L，LY% 58.1%，HGB 122.00 g/L，PLT 342.00×10^9/L。CRP 0 mg/L。PCT < 0.05 ng/mL。肝功能：ALT 28.7 U/L，AST 42.0 U/L，余项大致正常。心肌酶谱：LDH 442.4 U/L，CK-MB 38.3 U/L，HBDH 224 U/L。高敏肌钙蛋白 I 0.022 ng/mL。

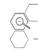

【诊断及诊断依据】

诊断：水痘、肝损害、心肌损害、粒细胞缺乏症、轻度贫血。

诊断依据：本例患儿为新生儿，急性起病，有水痘患者（患儿姐姐）接触史，以皮疹伴发热为主要表现，皮疹主要分布于头皮、颜面部、躯干、四肢，手足较少，以疱疹多见，亦可见红色斑丘疹，水痘 - 带状疱疹病毒抗体 IgM 阳性，诊断明确，考虑为获得性新生儿水痘。患儿入院后查 ALT 和 AST 均增高，故诊断肝损害。患儿入院后查心肌酶 CK-MB 升高，故诊断心肌损害，考虑为水痘 - 带状疱疹病毒感染所致。患儿入院后查 NE# 0.15×10^9/L，$< 1.0 \times 10^9$/L，故诊断粒细胞缺乏症。患儿入院后查 HGB 129.00 g/L，< 144 g/L，故诊断轻度贫血。

【治疗经过】

给予加强皮肤管理，阿昔洛韦 10 mg/kg、q8h 静脉滴注抗病毒 5 天，丙种球蛋白 2 g/kg 免疫支持，还原型谷胱甘肽保肝，磷酸肌酸钠营养心肌，重组人粒细胞刺激因子促进中性粒细胞增殖，铁剂口服纠正贫血等治疗。入院后 2 天患儿体温恢复正常，皮疹逐渐干瘪、结痂、脱落，共治疗 5 天，好转出院。出院时患儿体温正常，无新发皮疹，无咳嗽、流涕等不适，纳奶到量，无呛吐，无烦躁、易激惹，睡眠好，二便正常。查体见精神反应好，周身皮疹均结痂，部分有脱落，囟门平，咽部无充血，颈软无抵抗，双肺呼吸音清，未闻及干湿性啰音，心音有力，腹软，肝脾不大，肠鸣音正常，四肢末梢循环正常。出院前复查患儿血红蛋白仍低，给予带铁剂出院继续口服治疗；心肌酶仍高，给予带果糖二磷酸钠口服液出院继续口服治疗。

【随访】

1 个月后于门诊复查，贫血已纠正，心肌酶降至正常，患儿生长发育正常，无皮肤瘢痕、色素沉着，无遗留后遗症。

📋 病例分析

新生儿水痘是常见的急性传染性疾病，患水痘的母亲或其他家庭成员是其最主要的传染源。水痘－带状疱疹病毒可以通过呼吸道传播或者接触传播感染新生儿，也可以通过胎盘垂直传播感染胎儿／新生儿。

母亲在妊娠早期或中期有水痘感染史的，胎儿／新生儿有约1%的概率患先天性水痘综合征。临床特征以宫内生长受限、皮肤瘢痕、眼球异常（如白内障、脉络膜视网膜炎、小眼球和眼球震颤）、四肢畸形（如骨骼和肌肉发育不全）、中枢神经系统异常（如脑皮质萎缩、惊厥和认知功能障碍）、耳聋为主要表现。先天性水痘综合征患儿在出生后数月内的死亡率为30%，在出生后4年内发生带状疱疹的风险为15%。通常母亲在分娩前后2周内（尤其是在分娩前5日至分娩后2日）患水痘，其分娩的新生儿发生严重并发症和不良结局的风险最高。

根据感染水痘－带状疱疹病毒时间、感染途径不同，新生儿水痘可分为先天性水痘和获得性水痘。先天性水痘指分娩前5日至分娩后2日内母亲发生过水痘的患儿，获得性水痘指生后通过呼吸道或接触传播的新生儿水痘。新生儿水痘的临床表现多种多样，可不典型，轻者类似于年龄较大儿童的轻症水痘，重者可累及肺部、肝脏、中枢神经系统等。绝大多数患儿可通过流行病学史及典型水痘皮疹表现明确诊断，但是临床上对流行病学史不明确或者高度怀疑水痘的患儿，应当查水痘－带状疱疹病毒PCR或者水痘－带状疱疹病毒抗体IgM协助诊断。由于新生儿免疫系统发育尚不完善，感染后不一定能产生足够量的水痘－带状疱疹病毒抗体IgM，因而水痘－

笔记

带状疱疹病毒抗体 IgM 阴性者不能排除水痘 – 带状疱疹病毒感染。新生儿水痘常以头面部皮疹起病，容易误诊为新生儿毒性红斑、荨麻疹、新生儿脓疱疮或新生儿痤疮，新生儿家庭养护人以及临床医护人员需要警惕，应积极尽早就医诊断，避免延误治疗。既往研究表明，尽早抗病毒治疗可以抑制病毒复制，减少并发症的发生，改善临床预后。

根据流行病学史、患儿临床表现、典型皮疹特点，以及实验室检查水痘病毒抗体 IgM 阳性，本例患儿水痘诊断明确。患儿同时患肝损害，考虑为水痘并发症可能性大，但仍需排除其他原因所致肝损害。患儿入院后查乙肝表面抗原阴性，丙肝病毒抗体阴性，不支持乙肝 / 丙肝病毒感染，查巨细胞病毒 IgM 抗体阴性，亦不支持巨细胞病毒感染；患儿为新生儿，家长自行予布洛芬口服退热治疗，亦不排除药物性肝损害。本例患儿以皮疹伴发热为主要临床表现，合并肝脏、心肌细胞以及血液系统受累，经阿昔洛韦静脉滴注抗病毒、丙种球蛋白免疫支持、营养脏器等对症支持治疗后，患儿病情迅速好转，未见不良反应及严重并发症发生，未遗留后遗症，考虑临床预后良好。

📋 庞琳教授病例点评

新生儿水痘并发症较多，但提高新生儿家庭养护人以及临床医护人员对本病的认识，引导其尽早就诊，避免误诊、漏诊，做到早发现、早诊断、早治疗，积极给予抗病毒治疗、丙种球蛋白免疫支持等综合治疗，往往临床预后良好。因为母乳中的抗体可能具有保护作用，所以对于有水痘暴露风险或感染了水痘的新生儿，我们鼓

笔记

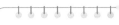

励母乳喂养。

　　本例患儿肝功能异常，不能排除是服用退热药物所致，应加以鉴别并予以高度重视。发热是新生儿水痘常见症状，对于新生儿发热的处理，应该以物理方法为主，比如减少衣物、打开包被、降低室温、冰袋贴敷、温水浴降温等。由于潜在的药物不良反应，应在充分评估治疗收益与风险的前提下谨慎使用布洛芬或对乙酰氨基酚等解热镇痛药物；而由于阿司匹林等水杨酸制剂会增加水痘患儿的瑞氏综合征风险，故对水痘患儿应禁用阿司匹林。

【参考文献】

1. AHN K H，PARK Y J，HONG S C，et al. Congenital varicella syndrome：a systematic review. J Obstet Gynaecol，2016，36（5）：563-566.

2. 张艳兰，徐琳，赵扬，等．新生儿水痘 33 例临床特征分析．中华新生儿科杂志，2022，37（5）：409-412.

3. 胡丹．丙种球蛋白联合阿昔洛韦治疗新生儿水痘的疗效观察．智慧健康，2021，7（25）：106-108.

（徐琳　整理）

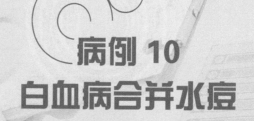

病例 10
白血病合并水痘

病历摘要

【基本信息】

患儿，男，6岁5个月，主因"皮疹4天，发热3天"入院。

现病史：患儿4天前接触患水痘的同学后开始出现皮疹，皮疹自躯干部位逐渐增多至颜面、四肢，为红色斑丘疹、疱疹及部分结痂疹同时并存。3天前开始出现发热，体温由低热逐渐转为高热，最高达40℃，热峰2次，发热时伴有畏寒、寒战，无抽搐。无鼻塞、流涕，无咳嗽，无腹痛、腹泻。无尿急、尿痛。服药后曾呕吐过1次，呕吐物为胃内容物，非喷射状。发热时有过间断头痛，热退后可缓解。入院前1天化验血常规提示白细胞显著升高，分类以淋巴细胞为主，血红蛋白及血小板明显下降。北京某医院白细胞手工分类：

中性粒细胞 16%，淋巴细胞 5%，单核细胞 2%，异型淋巴细胞 0，幼稚细胞 77%。CRP 50 mg/L，升高。自发病以来，患儿精神、食欲欠佳，大小便正常，无明显体重下降。

既往史：身体健康，偶有感冒，无反复发热、鼻衄等情况。否认肝炎、结核病史，否认手术、外伤史，否认食物、药物过敏史。否认家族遗传病病史。

个人史：第 1 胎第 1 产，孕 40^{+2} 周自然分娩出生，出生过程顺利，否认窒息抢救史。出生体重 3900 g。生后混合喂养。按时接种疫苗。

【体格检查】

体温 37.5 ℃，心率 124 次 / 分，血压 94/57 mmHg，呼吸 24 次 / 分。发育正常，营养良好，神志清楚，精神不振，急性病容，自动体位，查体合作，全身皮肤黏膜颜色苍白，无黄染，皮肤温度稍高，皮肤弹性好，颜面、躯干可见较多红色斑丘疹、疱疹及少许结痂疹，四肢皮疹散在，以斑丘疹、疱疹为主，未见淤点、淤斑及皮下出血，双侧颈部可扪及 2 ～ 3 枚肿大淋巴结，右侧一枚最大约 1 cm × 1 cm，质软，无压痛，可活动，其余浅表淋巴结未扪及异常肿大。口唇苍白，无发绀，口周无疱疹，口腔黏膜未见溃疡，双侧扁桃体无肿大，未见脓性分泌物。颈软无抵抗。心音有力，节律齐，未闻及病理性杂音。胸骨有压痛，双肺呼吸音粗，未闻及干湿性啰音。腹部略膨隆，肝脏肋下 5 ～ 6 cm，质韧、边钝，有触痛，脾肋下基本平脐，质韧、边钝，有触痛。四肢、关节未见异常，活动无受限，双下肢无水肿，生理反射正常引出，病理征未引出。末梢暖。

【辅助检查】

入院时检查：血常规：WBC 51.00×10^9/L，NE% 4.90%，LY% 86.00%，RBC 1.56×10^{12}/L，HGB 51.00 g/L，PLT 30.00×10^9/L。血涂

片镜下可见大量原始细胞，疑似原始淋巴细胞，可见涂抹细胞。白细胞分类：中性粒细胞 16%，淋巴细胞 5%，单核细胞 2%，异型淋巴细胞 0，幼稚细胞 77%。CRP 50 mg/L。PCT 2.34 ng/mL。肝肾功能、心肌酶、电解质大致正常。凝血功能：PT 13.70 s，INR 1.27，APTT 36.70 s，FDP 5.60 μg/mL，PTA 72.00%，TT 15.8 s，Fb 242.00 mg/dL。

病原学检查：水痘 – 带状疱疹病毒抗体 IgM 阳性。疱疹病毒组合阴性。肺炎支原体抗体：入院时为阴性，1 周后复查转为阳性（1 ：80）。真菌 D- 葡聚糖检测 254.0 pg/mL。甲型 / 乙型流感病毒抗原检测均阴性。甲型流感病毒通用型核酸检测阴性。甲型流感 H1N1 病毒核酸检测阴性。甲型流感 H7N9 病毒核酸检测阴性。双份血培养均未见细菌生长。

脑脊液检查：脑脊液压力 > 330 mmH$_2$O。脑脊液常规：无色，透明，白细胞数 3 个 /μL，五管糖 1 ～ 5 管阳性，潘氏试验阴性，白细胞分类计数单核 0 个，多核 3 个。脑脊液生化：UCFP 9.6 mg/dL，GLU 4.04 mmol/L，Cl⁻ 120.1 mmol/L。脑脊液抗酸染色：未见抗酸杆菌。脑脊液墨汁染色：未见新型隐球菌。脑脊液涂片：未见细菌，未见真菌。

骨髓病理检查：骨髓涂片可见淋巴细胞比例增高，以原始及幼稚淋巴细胞为主，占 90.5%，考虑急性淋巴细胞白血病 L2 型。

影像学检查：胸部 CT 平扫提示双肺透过度减低，两肺可见团状片絮影，左侧少量胸腔积液。腹部 CT 平扫提示腹腔内肠系膜淋巴结增大，肝大、脾大、副脾。头颅 CT 提示颅内未见明显异常。

出院前复查：血常规：WBC 35.40 × 10⁹/L，NE% 6.80%，LY% 82.30%，HGB 98.00 g/L，PLT 88.00 × 10⁹/L。CRP 13 mg/L。PCT 0.54 ng/mL。胸部 CT 提示双肺透过度较前好转，炎症较前有所吸收，未见胸腔积液。

【诊断及诊断依据】

诊断：急性淋巴细胞白血病 L2 型、水痘、水痘 - 带状疱疹病毒性脑炎、支气管肺炎（混合感染）、胸腔积液（左侧）、重度贫血、血小板减少症。

诊断依据：①本例患儿有持续发热、口唇苍白、外周淋巴结肿大、肝脾大、胸骨压痛等表现，外周血白细胞显著升高，血红蛋白及血小板明显降低，存在三系异常，外周血涂片及骨髓涂片可见原始幼稚细胞，骨髓涂片提示淋巴细胞比例增高，原始及幼稚淋巴细胞占 90.5%，诊断急性淋巴细胞白血病明确。②患儿为学龄儿童，冬季急性起病，发病前有水痘患者接触史，临床表现为皮疹伴发热，皮疹为斑疹、丘疹、疱疹、结痂疹同时并存，查水痘 - 带状疱疹病毒抗体 IgM 阳性，诊断水痘明确。③患儿有头痛表现，精神欠佳，入院后脑脊液检查提示压力明显升高，常规及生化大致正常，故诊断水痘病毒性脑炎。④患儿有发热、呼吸急促、咳嗽表现，查胸部 CT 提示双肺透过度减低，两肺可见团状片絮影，故诊断支气管肺炎成立。患儿高热，发热时伴有畏寒、寒战等感染中毒症状，查血提示 WBC、CRP、PCT 均明显升高，故考虑合并细菌感染；由于患儿无咳痰，故未能完善痰培养明确细菌种类。患儿双份血培养结果回报，不支持败血症。患儿入院时查肺炎支原体抗体为阴性反应，1 周后复查转为阳性反应（1：80），结合胸部 CT 表现，考虑存在肺炎支原体感染。患儿入院后查真菌 D- 葡聚糖明显升高，结合胸部 CT 表现，诊断真菌感染明确。故诊断支气管肺炎（混合感染）。⑤胸部 CT 可见左侧胸腔积液，故诊断胸腔积液（左侧）成立，经抗感染治疗后，胸腔积液均已吸收，考虑为炎性渗出可能性大，因胸腔积液量较少，故未能进行诊断性穿刺。⑥患儿查血常规提示血红蛋白 51 g/L，

笔记

59

小于 60 g/L，故诊断重度贫血成立，符合急性淋巴细胞白血病表现。⑦患儿查血常规提示血小板 30×10^9/L，小于 100×10^9/L，故诊断血小板减少症成立，符合急性淋巴细胞白血病表现。

【治疗经过】

入院后给予鼻导管 1.5 L/min 吸氧支持，美罗培南 20 mg/kg、q8h 静脉滴注 10 天抗感染，阿昔洛韦 10 mg/kg、q8h 静脉滴注 10 天抗病毒，丙种球蛋白 400 mg/（kg · d）× 5 d 静脉滴注免疫支持，甘露醇降颅压，输注红细胞及血小板等对症治疗。入院后患儿反复发热，发热时头痛明显，同时出现咳嗽症状，并逐渐加重，伴呼吸偏快，轻度呼吸困难，结合胸部 CT 及实验室检查结果，入院第 3 天加用氟康唑静脉滴注抗真菌感染，入院第 7 天加用阿奇霉素 10 mg/kg、qd 静脉滴注 3 天，患儿咳嗽、呼吸急促及轻度呼吸困难症状较前好转。共住院治疗 10 天。患儿发热较前好转，但仍有体温波动在 38 ℃左右，呼吸道症状较前减轻，复查贫血较前好转，血小板升高至正常，炎性指标较前明显降低但未完全正常，肺部 CT 提示肺部炎症较前吸收。全身皮疹已全部结痂，水痘可解除隔离。嘱咐家长尽快携带患儿到儿童血液专科进一步就诊。

【随访】

患儿结痂疹逐渐脱落，未再出现水痘相关临床表现，于儿童血液专科住院治疗后体温迅速恢复正常，且就诊病区无院内感染水痘发生。

病例分析

笔记

与既往体健、没有其他基础疾病的患者相比，合并恶性肿瘤、使用类固醇激素或免疫抑制疗法、罹患艾滋病等细胞免疫功能受损的患者更容易发生播散性水痘，更容易发生严重并发症，死亡率也更高。免疫抑制患者的水疱可能会持续成批出现并持续数周，甚至出现大片的出血性皮肤损害，肺炎、病毒性脑炎、肝功能损害、肾功能损害等严重并发症也较为常见。根据流行病学史、临床表现及实验室检查，并不难诊断。对于此类患者，我们推荐积极给予抗病毒治疗。首选静脉滴注阿昔洛韦，疗程一般为 7 ~ 10 日。静脉给药治疗应持续至无新发皮损，此后可以换为口服治疗，直至所有疱疹均已结痂。既往研究提示，尽早静脉使用阿昔洛韦联合丙种球蛋白治疗，可以改善细胞免疫功能受损患者临床预后。

急性淋巴细胞白血病（acute lymphoblastic leukemia，ALL）是儿童时期最常见的恶性肿瘤。以乏力、皮肤苍白、持续发热、反复感染、肝脾大、淋巴结肿大、骨痛、皮肤黏膜出血点等为临床特点，血常规可见两系或三系异常，外周血涂片可见原始幼稚细胞，骨髓涂片提示原始细胞加幼稚细胞 ≥ 30% 可诊断。水痘是 ALL 患儿常见传染病，依据患儿流行病学史、临床表现、典型皮疹特点以及实验室检查水痘病毒抗体 IgM 阳性，诊断水痘并不难。ALL 患儿通常免疫功能受损明显，水痘症状重，常合并多种严重并发症，治疗难度非常大。本例患儿合并病毒性脑炎、支气管肺炎、胸腔积液等严重并发症，故给予静脉滴注阿昔洛韦抗病毒，丙种球蛋白免疫支持，美罗培南、阿奇霉素、氟康唑抗感染，甘露醇降颅压。患儿重度贫血，且存在呼吸急促，肺部感染重，在输红细胞纠正贫血的同时，予以鼻导管吸氧治疗。患儿血小板明显降低，存在出血高风险，在给予积极输注血小板的同时还要叮嘱患儿加强日常护理，避免磕碰、进坚硬食物等。经积极综合对症治疗后，患儿临床症状明显好转。

儿童感染性疾病 病例精解

中国医学临床百家

通常免疫功能正常的水痘患儿皮疹 5～7 天可全部结痂，本例患儿共治疗 9 天皮疹才全部结痂，且仍有持续发热，考虑与基础疾病有关。因此，待患儿皮疹全部结痂后嘱其前往儿童血液专科就诊。

庞琳教授病例点评

虽然免疫功能受损儿童水痘发病率并不高，但是一旦感染水痘 - 带状疱疹病毒，往往是重症，容易合并严重的全身性并发症，甚至导致死亡，救治难度非常大。

本例患儿诊断白血病合并水痘明确，且同时合并细菌感染、肺炎支原体感染以及真菌感染，肺部感染严重且伴胸腔积液，需积极给予静脉抗病毒、抗感染、抗支原体、抗真菌以及丙种球蛋白免疫支持治疗；因为患儿存在多重感染，病情危重，用药复杂，治疗难点是既要快速、有效控制病情，又要特别注意药物之间相互作用及药物对血液系统、肝肾功能等脏器功能的影响，酌情调整药物剂量、给药方式、给药时间等。患儿重度贫血，呼吸急促，且存在左侧胸腔积液，因而在输注红细胞纠正贫血的同时，积极的氧疗必不可少。患儿血小板明显降低，存在出血高风险，在输注血小板治疗的同时，应积极控制肺部感染、减轻 / 避免咳嗽，加强日常护理，避免磕碰、进坚硬食物等。在解除水痘传染性后，需积极治疗原发病。因为恶性肿瘤、严重细胞免疫功能受损等情况为水痘疫苗接种禁忌证，所以，加强呼吸道防护、避免接触水痘患者，是细胞免疫功能受损儿童防治水痘的关键。

【参考文献】

1. 周洁雯，林菁，马丙南. 63 例儿童重症水痘临床分析. 中国现代医生，2022，60（18）：57-60.

2. 王振龙. 阿昔洛韦联合大剂量 IVIG 方案治疗儿童急性白血病合并水痘的临床研究. 现代医药卫生，2019，35（15）：2293-2295.

3. ZAWITKOWSKA J，LEJMAN M，SZMYDKI-BARAN A，et al. Varicella-zoster virus infection in the pediatric population with acute lymphoblastic leukemia in Poland. J Med Virol，2020.

4. MURATA K，HOSHINA T，ONOYAMA S，et al. Reduction in the number of varicella-zoster virus-specific T-cells in immunocompromised children with varicella. Tohoku J Exp Med，2020，250（3）：181-190.

5. 王淑梅，陈宏义，万萍. 37 例儿童急性淋巴细胞白血病合并水痘流行病学及临床特点分析. 江西医药，2019，54（6）：652-654.

（徐琳　整理）

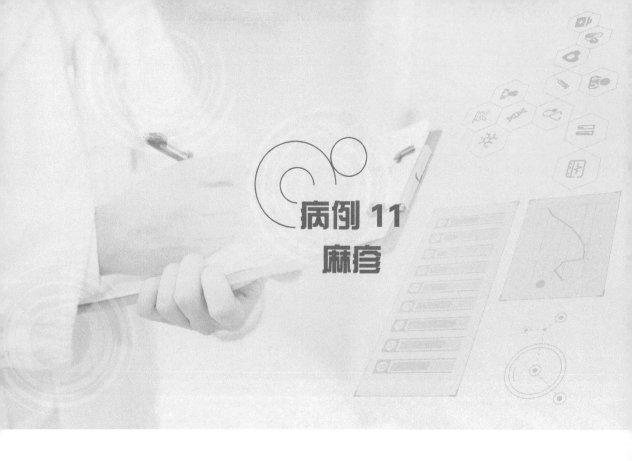

病例 11
麻疹

病历摘要

【基本信息】

患儿，女，7月龄，主因"发热6天，皮疹3天"入院。

现病史：入院前6天患儿接触患麻疹的妹妹后出现发热，最高体温39℃，无畏寒及寒战，口服退热药可降至正常，间隔五六个小时体温反复。入院前3天患儿面部、颈部出现红色皮疹，渐增多至躯干、四肢，同时出现阵发性咳嗽，有痰，伴流涕、流泪，在家自服"小儿咳喘灵颗粒及其他止咳化痰药物"，发热、皮疹、咳嗽等症状未见明显好转，入院当天家长发现患儿呼吸快，偶喘息，为进一步诊治入我院。患儿自发病以来精神反应、睡眠尚可，进乳少，伴呕吐、呛奶，大小便正常。

既往史：1.5 个月前曾患肺炎，外院门诊输液 7 天治愈（具体不详）。否认手术、外伤史，否认食物、药物过敏史，否认乙肝、结核等传染病病史。

个人史：第 1 胎第 1 产，胎龄 36⁺ 周，剖宫产出生，生后无窒息，出生体重 2450 g。生后人工喂养，智力、体力发育同正常同龄儿。

【体格检查】

体温 38.0 ℃，脉搏 140 次 / 分，呼吸 40 次 / 分，血压 90/60 mmHg。神志清楚，精神反应尚可，急性病容，颜面、颈部、躯干、四肢可见大小 3 ～ 5 mm、形状不规则的红色斑丘疹，手足心亦见疹，压之褪色，疹间皮肤正常，未见淤点、淤斑及皮下出血，全身浅表淋巴结未触及异常肿大。球结膜轻度充血，无水肿。口唇无苍白、发绀，口周无疱疹，口腔黏膜粗糙，未见溃疡，未见麻疹黏膜斑（Koplik 斑），咽充血。呼吸平稳，双肺呼吸音粗，未闻及干湿性啰音。心脏、腹部及神经系统查体无异常。

【辅助检查】

血常规：WBC 5.44×10^9/L，RBC 4.39×10^{12}/L，HGB 115 g/L，PLT 250×10^9/L，NE% 29.04%，LY% 66.94%，EO% 0.2%；CRP 2.05 mg/L，PCT 0.06 ng/mL。心肌酶：AST 58.7 U/L，CK-MB 37 U/L；肝肾功能、电解质正常。麻疹病毒 IgM 抗体（MV-IgM）阳性，风疹病毒 IgM 抗体（RV-IgM）阴性，肺炎支原体抗体阴性，ASO < 25 IU/mL。胸部正位 X 线：两肺纹理增多，散在磨玻璃影，考虑炎性病变。

【诊断及诊断依据】

诊断：麻疹、支气管肺炎。

诊断依据：①本患儿为 7 月龄女婴，无麻疹疫苗接种史，发病前与麻疹患儿共同生活、密切接触，急性起病，以发热、皮疹为主要临床表现，伴咳嗽、流涕、流泪等卡他症状，发热后 3 天出疹，皮疹始发于颜面、颈部，渐增多至躯干、四肢、手足心，为红色斑丘疹，压之褪色，疹间皮肤正常，球结膜轻度充血，口腔黏膜粗糙，查血常规示白细胞计数正常，分类以淋巴细胞为主，CRP、PCT 均正常，麻疹病毒 IgM 抗体阳性。根据流行病学史、典型临床表现及辅助检查结果，麻疹诊断明确。②患儿有咳嗽，左肺可闻及湿啰音，胸部 X 线片示两肺纹理增多，散在磨玻璃影，支持支气管肺炎诊断，结合病史及血象不高，肺炎支原体抗体阴性，考虑肺炎的病原系麻疹病毒。

【治疗经过】

入院后患儿仍发热、咳嗽、流涕，食纳欠佳，予单间呼吸道隔离，保持皮肤清洁，加强眼部及口腔护理，干扰素 [2 μg/（kg·d），每日两次] 雾化抗病毒，异丙托溴铵（125 μg，每日两次）雾化、氨溴索（7.5 mg，每日两次）静脉滴注止咳化痰等治疗。入院第 3 天，皮疹无新增，原有皮疹颜色变暗，左肺听诊可闻及湿啰音，加强雾化拍背。入院第 5 天，体温正常，无流涕，咳嗽减轻，全身皮疹基本消退，留色素沉着，未见明显脱屑，球结膜充血减轻，左肺湿啰音消失。入院第 8 天，偶咳，食纳可，皮疹消退，病情痊愈出院。

【随访】

一般情况良好，无特殊。

病例分析

麻疹是麻疹病毒引起的具有高度传染性的急性出疹性呼吸道传染病。麻疹患者是本病唯一的传染源，主要通过直接接触和呼吸道飞沫传播，人群普遍易感，未接种疫苗者更易发病。麻疹的主要临床特点是发热、呼吸道卡他症状、结膜炎、Koplik 斑、一定的前驱期后出现自上而下的红色斑丘疹，可发生肺炎等并发症，实验室血常规检查白细胞正常或减少，白细胞增多可能反映合并细菌感染，麻疹特异性 IgM 抗体在出疹后 1～2 天出现，在 1 个月内仍可检测到，对于出疹后 72 小时内血清麻疹病毒 IgM 阴性者，不能排除麻疹病毒感染，需采集第二份血清。

本例患儿为 7 个月龄女婴，未达初次接种麻疹疫苗年龄，有明确流行病学史，临床表现典型，且麻疹特异性 IgM 抗体阳性，支持麻疹诊断。肺炎是麻疹常见的并发症之一，患儿有咳嗽，胸部 X 线片示两肺纹理增多，散在磨玻璃影，支持支气管肺炎诊断。结合血常规、CRP、PCT 均正常，肺炎支原体抗体阴性，考虑单纯麻疹病毒性肺炎。

患儿以发热、皮疹起病，病程短，以感染性疾病多见，现将部分重点感染性发热出疹性疾病特点总结如下，为鉴别诊断提供参考（表 11-1）。

表 11-1　小儿常见出疹性疾病的鉴别诊断

临床特点	常见出疹性疾病						
	麻疹	风疹	幼儿急疹	手足口病	水痘	猩红热	传染性单核细胞增多症
潜伏期	7～14 天	14～21 天	7～14 天	7～14 天	14～21 天	2～5 天	5～15 天
发热与出疹关系	发热 3～4 天后，疹出热更高	发热 1～2 天后	发热 3～4 天后，热退出疹	发热时，或热退时出疹	发热 1～2 天后	发热 1～2 天后，出疹时仍发热	无规律，热程较长，大多 1～2 周
出疹顺序	耳后、颈-前额-面部-躯干-四肢，约 3 日出齐	面部-躯干-四肢，1 日出齐	颈-躯干-全身，腰臀较多，1 日出齐	口腔-手、足和臀部	躯干-四肢	颈-躯干-四肢，当天出齐	无规律

笔记

（续表）

临床特点	常见出疹性疾病						
	麻疹	风疹	幼儿急疹	手足口病	水痘	猩红热	传染性单核细胞增多症
皮疹特点	全身性红色斑丘疹，充血性，疹间皮肤正常，手足有疹，疹后有色素沉着及糠麸样脱屑	淡红色充血性小斑丘疹，有细小脱屑或无，全身性分布较均匀，面部及四肢往往融合	红色或暗红色斑丘疹或斑疹，全身分散，亦可融合	手心、足底、臀部丘疱疹，不痛、不痒、不结痂、不留疤	斑疹丘疹、疱疹、结痂同时存在（四世同堂），向心分布，痂盖脱落后不留疤，有痒感	皮肤弥漫充血，鸡皮疹，疹间无正常皮肤，疹退后大片脱皮，可见口周苍白圈	多形性皮疹，多见于躯干，多在病程4～6天出现，持续1周消退，不脱屑，无色素沉着
全身症状	中毒症状及结膜炎较重，卡他症状，有Koplik斑	中毒症状较轻，耳后淋巴结肿大	精神好，几乎无症状	发热、流涎、拒食，疱疹性咽峡炎，重症累及神经系统	1～2周可自愈，获得持久免疫，但以后可能发生带状疱疹	中毒症状重，咽充血明显，扁桃体大，杨梅舌	咽喉痛，打鼾，眼肿，肝脾大，淋巴结肿大
病原体	麻疹病毒	风疹病毒	人类疱疹病毒6、7型	多种肠道病毒（如EV71、CA16）	水痘–带状疱疹病毒	A组溶血性链球菌	EB病毒

根据本例患儿临床特点，麻疹特异性 IgM 抗体阳性，麻疹诊断明确，不支持风疹、幼儿急疹、猩红热等，此外亦需与非感染性疾病鉴别，如药物疹（过敏）、川崎病（免疫性疾病）等。患儿病程中有服药史，但多为常见药，且既往无药物过敏史，皮疹无痒感，出疹顺序有规律，嗜酸细胞比例不高，不支持药物疹。患儿发热时间≥5天，伴皮疹，球结膜轻度充血，需排除川崎病，但无口唇干红、杨梅舌，无淋巴结肿大，无手足硬肿、掌跖红斑等，不支持川崎病。

麻疹治疗尚无特异性抗病毒疗法，一般为对症支持治疗，如积极退热，卧床休息，注意皮肤和眼、鼻、口腔清洁，保证充足的液体入量等，对并发肺炎的患者视病情适当应用抗生素治疗。

赵扬教授病例点评

　　本例患儿尚未接种麻疹疫苗，有明确的麻疹患者接触史，发热、皮疹、伴有卡他症状等病例特点符合麻疹典型表现，故根据流行病学史、典型临床表现，结合麻疹病毒 IgM 抗体阳性，麻疹诊断并不困难。但对流行初期或流行病学史不详，或不典型病例，需与其他儿童常见发热出疹性疾病如风疹、猩红热等进行鉴别诊断，同时进行实验室检查以确定诊断。

　　麻疹病毒具有高度传染性，防控麻疹流行需要人群疫苗覆盖率达 93% ~ 95%，故麻疹的预防除采取控制传染源、切断传播途径、保护易感人群的措施外，还应加强适龄儿童麻疹疫苗接种及定期开展人群补充免疫接种活动，提高人群免疫力、减少麻疹易感人群是关键。

【参考文献】

1. 胡亚美，江载芳 . 诸福棠实用儿科学 . 8 版 . 北京：人民卫生出版社，2015：818-821.

2. PAULES C I，MARSTON H D，FAUCI A S，et al. Measles in 2019-going backward. N Engl J Med，2019，380（23）：2185-2187.

（苗敏　整理）

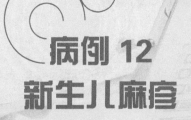

病例 12
新生儿麻疹

病历摘要

【基本信息】

患儿，男，9天，主因"皮疹5天，发热、呛咳4天"入院。

现病史：患儿因母亲分娩前3天发热、皮疹、确诊为"麻疹"，出生后与母亲隔离观察。入院前5天发现患儿（生后4天）面部出现红色皮疹，逐渐增多至躯干、四肢，入院前4天出现发热，体温37～38℃，伴吃奶时呛咳，入院前2天呛咳加重，就诊于当地医院，拍胸片示两肺斑片状模糊影，右上肺实变。为进一步诊治以"麻疹并发肺炎"收入我院。患儿自发病以来，精神反应、吃奶欠佳，呛咳明显，无明显吐奶，大小便正常。

流行病学史：患儿为新生儿，未接种麻疹疫苗，其母亲围生期患麻疹，分娩后即与患儿隔离。否认输血史，否认疫区生活史。

既往史：患儿生后即与母亲隔离，发病前一般情况好，未代诉异常。否认手术、外伤史，否认乙肝、结核等传染病病史。

个人史：第 1 胎第 1 产，胎龄 39^{+2} 周，剖宫产出生，生后无窒息，出生体重 4250 g。生后人工喂养。

【体格检查】

体温 37.8 ℃，脉搏 150 次 / 分，呼吸 45 次 / 分，血压 70/50 mmHg。神志清楚，精神反应稍弱，急性病容，颜面、颈部、躯干、四肢可见散在红色斑丘疹，压之褪色，颜面皮疹融合成片，手足心已见疹，疹间皮肤正常，未见淤点、淤斑及皮下出血，全身浅表淋巴结未触及异常肿大。前囟平软，球结膜无充血、水肿。口唇无苍白、发绀，无吐泡沫，口周无疱疹，口腔黏膜粗糙，可见 Koplik 斑，咽充血。呼吸平稳，双肺呼吸音粗，吸气末可闻及细湿啰音。心脏、腹部及神经系统查体无异常。

【辅助检查】

入院后检查：血常规：WBC 21.43×10^9/L，RBC 4.54×10^{12}/L，HGB 143 g/L，PLT 188×10^9/L，NE% 72.74%，LY% 14.34%；CRP 90.74 mg/L，PCT 14.38 ng/mL。血气分析：pH 7.291，$PaCO_2$ 59 mmHg，PaO_2 50 mmHg，SaO_2 88.7%。心肌酶：CK-MB 38 U/L，肝肾功能、电解质正常。麻疹病毒 IgM 抗体（MV-IgM）阳性，风疹病毒 IgM 抗体（RV-IgM）阴性，肺炎支原体抗体阴性。胸部 CT：两肺支气管血管束模糊紊乱；右肺上叶及两肺下叶局部肺组织可见大片实变影，其内可见充气的支气管影；余两肺内散在片絮状模糊影。诊断意见：两肺炎症，右肺上叶及两肺下叶局部肺组织实变。

出院前复查：血常规：WBC 10.2×10^9/L，RBC 3.11×10^{12}/L，HGB

95 g/L，PLT 303×10^9/L，NE% 23.4%，LY% 54.2%；CRP 0.1 mg/L，PCT < 0.05 ng/mL。胸部 CT：双肺实质内可见斑片状实变，可见支气管气象，上叶为著。

【诊断及诊断依据】

诊断：新生儿麻疹并发肺炎，Ⅱ型呼吸衰竭。

诊断依据：本患儿系新生儿，日龄9天，其母亲分娩前3天确诊麻疹，患儿出生后4天颜面出疹，逐渐增多至躯干、四肢、手足心，为红色斑丘疹，压之褪色，疹间皮肤正常，1天后出现发热、呛咳，口腔可见 Koplik 斑，入院后阵发性咳嗽，气促，呼吸费力，经皮血氧饱和度 < 90%，双肺可闻及大量湿啰音，右肺明显，查血提示白细胞、中性粒细胞分类及 CRP、PCT 均升高，血气分析示 pH 7.291，$PaCO_2$ 59 mmHg，PaO_2 50 mmHg，麻疹病毒 IgM 抗体阳性，痰培养回报为肺炎克雷伯杆菌及金黄色葡萄球菌，胸部 CT 示两肺炎症，右肺上叶及两肺下叶局部肺组织实变，根据患儿流行病学史、临床表现及辅助检查结果，支持新生儿麻疹并发肺炎（合并细菌感染）、Ⅱ型呼吸衰竭诊断。

【治疗经过】

入院第1天患儿仍发热，体温在 37.2 ~ 37.8 ℃，全身皮疹颜色变暗，吃奶时呛咳明显，呼吸增快，60 ~ 70 次 / 分，呼吸费力，经皮血氧饱和度 < 90%，双肺可闻及大量湿啰音，右肺明显，查血提示白细胞、中性粒细胞分类及 CRP、PCT 均升高，麻疹病毒 IgM 抗体阳性，结合血气分析及胸部 CT，支持新生儿麻疹并发肺炎（合并细菌感染）、Ⅱ型呼吸衰竭诊断，给予鼻导管吸氧支持（经皮血氧饱和度波动在 99% ~ 100%），美罗培南 20 mg/kg、q8h 静脉输入抗感染，丙种球蛋白 1 g/kg、qd、连用 2 天静脉滴注免疫支持治疗。入院

第 2 天，患儿全身皮疹较前消退，间断咳嗽，有痰不易咳出，复查炎性指标下降好转。入院第 3 天，患儿体温正常，呼吸困难加重，呈点头呼吸，鼻扇，吸气性三凹征（＋），双肺满布湿啰音，鼻导管吸氧条件升高，痰培养回报为肺炎克雷伯杆菌及金黄色葡萄球菌，治疗上联用万古霉素 15 mg/kg、q8h 静脉输入抗感染。入院第 4 天，患儿全身皮疹消退，遗留脱屑。入院第 5 天，咳嗽、呛奶、气促、呼吸困难，血气分析示 $PaCO_2$ 进一步升高，床边胸片示右肺见斑片状致密影，左下肺心影后见支气管气象，换予头罩吸氧，氧合维持可，复查血气分析示二氧化碳潴留减轻。入院第 6 天，患儿呼吸困难减轻，纳奶可，无明显呛奶、呛咳，肺内啰音明显减少，复查胸部 CT 示两肺炎症较前有吸收。入院第 11 天，患儿纳奶好，呼吸平稳，肺内啰音消失，复查炎性指标及 3 次痰培养正常，将头罩换为鼻导管吸氧。入院第 14 天，停吸氧支持，美罗培南足 2 周疗程，降级为头孢曲松 [50 mg/（kg·d），qd] 静脉输入抗感染，万古霉素继续。入院第 24 天，患儿临床症状、体征消失，病情好转出院。

【随访】

生长发育好，无继发感染。

病例分析

育龄期妇女妊娠后通过胎盘到达胎儿的麻疹 IgG 抗体水平受其获得免疫方式（即接种疫苗或自然感染）的影响。1965 年开始广泛接种麻疹疫苗以后出生的女性因接种麻疹疫苗多未自然感染麻疹，体内接种疫苗者产生的抗体水平低于自然感染麻疹的女性，随着年龄增长，抗体水平逐渐下降，孕前麻疹抗体水平较低或缺乏，为麻

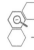
疹易感人群，妊娠合并麻疹，麻疹病毒能通过胎盘传递给胎儿，本例为宫内感染致新生儿麻疹一例。

总结我院 10 例新生儿麻疹临床特点：流行病学史明确，均有麻疹患者密切接触史，7 例为母婴同患麻疹，临床表现仍较典型，以发热、皮疹、卡他症状为主要表现，部分可无发热，易并发肺炎，并发呼吸衰竭、肺气漏、心力衰竭等较少见，一般经呼吸道隔离、雾化吸入、吸氧等对症支持治疗后，临床转归良好。

本例患儿母亲临近分娩时确诊麻疹，患儿生后立即与母亲隔离，但生后 4 天出现皮疹，出疹顺序自上而下，伴发热、呛咳，口腔可见 Koplik 斑，麻疹病毒 IgM 抗体阳性，支持宫内感染致麻疹。肺炎是麻疹常见的并发症，多数病例是病毒性的，但在感染麻疹病毒后机体免疫功能受抑制，可发生继发性细菌感染，以革兰氏阴性杆菌多见，如肺炎克雷伯杆菌、大肠埃希菌、阴沟肠杆菌、铜绿假单胞菌、鲍曼不动杆菌，而肺炎链球菌、金黄色葡萄球菌等革兰氏阳性球菌亦可见。本患儿为新生儿，其免疫系统发育不完善，免疫功能较低，根据患儿入院后有咳嗽、呼吸困难、肺内固定湿啰音，经皮血氧饱和度＜ 90%，痰培养证实继发肺炎克雷伯杆菌及金黄色葡萄球菌感染，支持并发重症麻疹肺炎（继发细菌感染），未吸氧下血气分析示 $PaCO_2 > 50$ mmHg，$PaO_2 < 60$ mmHg，支持 II 型呼吸衰竭。患儿经吸氧、合理应用抗生素等治疗，住院 24 天，临床症状、体征消失后出院。

📋 庞琳教授病例点评

麻疹病毒可经血液循环通过胎盘屏障导致胎儿宫内感染，孕早期可引起自然流产和死胎，孕中、晚期可引起死产、早产及新生儿麻疹。而母亲孕期麻疹病毒感染距分娩时限与新生儿是否感染麻疹有关，间隔 3 周以上分娩，新生儿麻疹发病率明显降低。

本例患儿母亲围生期患麻疹，患儿出生后即与母亲隔离，出生后 4 天发病出疹，不存在经呼吸道传染因素，应考虑为宫内母婴垂直传播，麻疹病毒经胎盘传给胎儿，而短时间麻疹诱导母体产生的 IgM 不能通过胎盘，故即使患儿生后立即与母亲隔离观察，经数日潜伏期之后仍发生新生儿麻疹，支持麻疹宫内感染。新生儿麻疹多数病情相对较轻，预后较好，但少数新生儿麻疹（如本例）可导致重症肺炎（继发细菌性肺炎）、呼吸衰竭，临床应引起重视。可通过加强育龄期妇女麻疹抗体水平监测，及时进行麻疹疫苗的补种复种，来提高其麻疹抗体水平，进而提高新生儿胎传麻疹抗体水平及持续时间，以减少或避免新生儿感染麻疹。

【参考文献】

1. DIXON M G, TAPIA M D, WANNEMUEHLER K, et al. Measles susceptibility in maternal-infant dyads-Bamako, Mali. Vaccine, 2022, 40（9）：1316-1322.

2. LI J J, ZHAO Y, LIU Z, et al. Clinical report of serious complications associated with measles pneumonia in children hospitalized at Shengjing hospital, China. J Infect Dev Ctries, 2015, 9（10）：1139-1146.

3. 刘霞，马静，张忠晓，等 . 儿童重症肺炎 2044 例肺泡灌洗液细菌病原学分析 . 中国实用儿科杂志，2014，29（6）：438-441.

4. 张素英，陈蓉，王凤岚 . 妊娠期麻疹 26 例临床特征及妊娠结局分析 . 实用医学杂志，2011，27（17）：3200-3201.

5. 马茂，刘卫民，杨洁，等 . 深圳市罗湖区 109 对母婴配对麻疹母传抗体水平研究 . 实用预防医学，2016，23（5）：561-564.

6. 曹丽，侯红斌，张瑞倚，等．深圳市福田区 100 对母婴及 100 例育龄妇女麻疹 IgG 抗体水平分析．实用预防医学，2016，23（4）：440-443.

7. 马敏，高越，王媛媛．家庭赋权干预对妊娠合并麻疹患者感染及妊娠结局的影响．山西医药杂志，2019，48（20）：2567-2570.

（苗敏　整理）

病例 13
重症麻疹肺炎并发肺气漏

📋 **病历摘要**

【基本信息】

患儿，男，1岁5个月，主因"发热12天，皮疹8天，喘憋、呼吸困难3天"入院。

现病史：入院前12天患儿接触麻疹患者后出现发热，体温最高38.3℃，周身未见皮疹，伴咳嗽，就诊于当地诊所，诊断为上呼吸道感染，予输液治疗（具体不详），效果不佳。入院前8天，患儿颈部、颜面出现皮疹，逐渐扩展至躯干、四肢、手足心，体温升至40℃以上，于当地医院住院治疗，诊断为"麻疹、肺炎"，予输液治疗（具体不详）。入院前5天皮疹开始消退，仍发热，热峰降至39℃左右，咳嗽未见好转，有痰不易咳出，食欲差，精神弱。入院

笔记

前 3 天体温降至 38 ℃左右，但出现喘憋、呼吸困难。入院前 2 天转入当地传染病医院住院治疗，予头孢哌酮钠舒巴坦钠静脉滴注抗感染，当天升级为亚胺培南，同时予泼尼松抗炎、西地兰强心等治疗，查胸片示弥漫性散在斑片状阴影，为双肺炎症，为进一步治疗转来我院。患儿自发病以来，精神弱，食欲差，大小便正常。

流行病学史：患儿发病前接触过麻疹患者，有麻疹疫苗接种史，否认不洁饮食史，否认输血史，否认疫区生活史。

既往史：体健，否认手术、外伤史，否认食物、药物过敏史，否认乙肝、结核等传染病病史。

个人史：第 2 胎第 2 产，足月自娩出生，生后无窒息，出生体重 3000 g。生后混合喂养，智力、体力发育同正常同龄儿。

【体格检查】

体温 36.4 ℃，脉搏 144 次 / 分，呼吸 67 次 / 分，血压 110/54 mmHg，体重 6.8 kg。神志清楚，精神弱，四肢少量陈旧皮疹，未见淤点、淤斑及皮下出血，全身浅表淋巴结未触及异常肿大。球结膜无充血、水肿。口唇无苍白、发绀，口周无疱疹，口腔黏膜粗糙，未见溃疡，未见 Koplik 斑，咽无充血。气促，双肺呼吸音粗，左下肺可闻及少量湿啰音。心脏、腹部及神经系统查体无异常。

【辅助检查】

入院后检查：血常规：WBC 11.31×10^9/L，RBC 4.23×10^{12}/L，HGB 96.2 g/L，PLT 583×10^9/L，NE% 64.7%，LY% 31.9%；CRP 27.5 mg/L。血气分析（入院第 1 天，头罩吸氧下）：pH 7.422，$PaCO_2$ 38.3 mmHg，PaO_2 70 mmHg，SaO_2 94%。血气分析（入院第 2 天，呼吸机辅助通气下）：pH 6.987，$PaCO_2$ 74.9 mmHg，PaO_2 163 mmHg，SaO_2 98%。血气分析（入院第 11 天，拔除气管插管前）：pH 7.495，

$PaCO_2$ 49.5 mmHg，PaO_2 113 mmHg，SaO_2 99%。心肌酶：CK-MB 44 U/L，LDH 867 U/L。肝功能：TP 59.1 g/L，ALB 30.1 g/L，肝酶、胆红素正常。肾功能、电解质正常。麻疹病毒 IgM 抗体（MV-IgM）阳性。胸部卧位 X 线（图 13-1）：两肺内可见斑片状模糊影；中上纵隔增宽，可见含气透光区；颈部皮下可见斑片状含气透亮区；左肋膈角变钝，左膈面欠清晰；右膈面尚可；心影形态大致正常。印象：①两侧肺炎；②纵隔及皮下气肿；③左侧胸腔积液。胸部卧位 X 线（4 天后复查）：两肺纹理增多，可见片状高密度影，边缘不清，两肋膈角锐利，两膈面光整，未见纵隔气肿及皮下气肿。

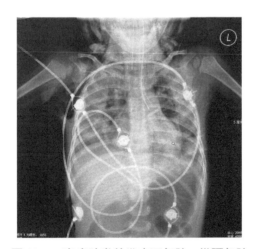

图 13-1 麻疹肺炎并发皮下气肿、纵隔气肿

出院前复查：血常规：WBC 9.05×10^9/L，RBC 3.35×10^{12}/L，HGB 81.6 g/L，PLT 450.5×10^9/L，NE% 48.87%，LY% 40.61%；CRP 0 mg/L。胸部卧位 X 线：两肺内可见斑片状模糊影，与前比较肺内病变明显好转。

【诊断及诊断依据】

诊断：重症麻疹肺炎（细菌感染）、Ⅱ型呼吸衰竭、肺气漏（皮下气肿、纵隔气肿）。

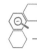

诊断依据：本患儿系 1 岁 5 个月男性幼儿，发病前有麻疹患者接触史，急性起病，病初以发热、皮疹为主要表现，发热 4 天后出疹，始发于颈部、颜面，逐渐扩展至躯干、四肢、手足心，疹出热更高，皮疹消退期出现喘憋、呼吸困难，入院查麻疹病毒 IgM 抗体阳性，胸片示两肺炎症、皮下气肿、纵隔气肿，根据流行病学史、临床表现及辅助检查结果，重症麻疹肺炎、肺气漏（皮下气肿、纵隔气肿）诊断明确。入院查白细胞分类以中性粒细胞为主，CRP 升高，支持合并细菌感染。患儿病程中皮下气肿加重，压迫气管、肺组织，出现烦躁、喉喘鸣、呼吸困难，给予气管插管后缓解，查血气分析（呼吸机辅助通气下）显示 $PaCO_2$ 74.9 mmHg，PaO_2 163 mmHg，支持 II 型呼吸衰竭诊断。

【治疗经过】

入院第 1 天患儿无发热，安静状态下心率 120 ~ 130 次 / 分，气促，呼吸费力，经皮血氧饱和度 < 90%，查白细胞分类以中性粒细胞为主，胸片示两肺炎症、皮下气肿、纵隔气肿，支持重症麻疹肺炎合并细菌感染、肺气漏诊断，而继发真菌感染不除外，治疗上给予头罩吸氧，美罗培南（20 mg/kg，q8h）、氟康唑 [3 ~ 6 mg/（kg·d），qd] 静脉输入抗感染治疗，丙种球蛋白静脉滴注免疫支持治疗，吸氧后经皮血氧饱和度在 93% ~ 96%，气促略有减轻。入院第 2 天，患儿烦躁明显，时有咳嗽，气促、呼吸困难，喉鸣明显，皮下气肿进行性加重（颈部、前胸），呼吸 60 ~ 70 次 / 分，心率 170 ~ 180 次 / 分，头罩吸氧下氧合不能维持，最低降至 80%，给予气管插管连接呼吸机辅助通气治疗，结合血气分析，支持 II 型呼吸衰竭诊断；夜间体温升至 40 ℃。入院第 3 天，患儿仍发热，体温 38.5 ℃，复查 WBC 20.4×10^9/L，NE% 54.3%，联用去甲万古霉素

[30 mg/（kg·d），q8h] 覆盖革兰氏阳性球菌。入院第 5 天未触及皮下气肿，复查胸片亦未见皮下气肿、纵隔气肿。入院第 6 ～ 9 天，体温 38.5 ～ 39 ℃，痰培养回报洋葱伯克霍尔德菌，但连续监测血常规大致正常，复查胸片示肺部炎症吸收、好转，不排除院内定植菌及继发真菌感染可能，给予逐渐调低呼吸机条件，入院第 9 天停用美罗培南 + 去甲万古霉素 + 氟康唑，改用头孢哌酮钠舒巴坦钠 [80 mg/（kg·d），q12h] 静脉输入 + 伏立康唑（4 mg/kg，bid）口服抗感染。入院第 11 天，痰培养正常。入院第 12 天，体温正常，予拔管撤机改鼻导管吸氧，呼吸平稳。入院第 14 天，四肢散在陈旧皮疹消退，可见色素沉着及脱屑。入院第 16 天，停止吸氧。入院第 18 天，患儿临床症状、体征减轻，好转出院。

【随访】

生长发育正常，未遗留严重呼吸系统并发症，如闭塞性细支气管炎。

病例分析

儿童麻疹常见于婴幼儿，婴幼儿呼吸系统生理解剖上有以下特点，如气管、支气管管腔狭窄，黏液分泌少，纤毛运动差，肺弹力组织发育差，而血管丰富，易于充血，间质发育旺盛等，麻疹病毒感染后损害呼吸道，管腔可被黏液、纤维素及破碎细胞堵塞，可促发肺炎，加之该时期患儿免疫防御功能尚未充分发育，麻疹肺炎易于扩散、融合并延及两肺，并可发生继发性细菌感染，甚至真菌感染导致重症肺炎。多项研究发现患儿母亲文化水平低、未接种麻疹疫苗、既往反复呼吸道感染、免疫功能低下、合并耐药菌感染、合并脓毒症、CRP水平升高、未予维生素A治疗是麻疹患儿并发重症肺炎的危险因素。重症麻疹肺炎可导致呼吸衰竭，易出现肺气漏等。

（1）本患儿系男性幼儿，流行病学史明确，临床表现典型，麻疹病毒IgM抗体阳性，麻疹诊断明确；而患儿为接种麻疹疫苗后患病，原因可能是接种疫苗后未产生保护性抗体或体内抗体滴度不足以保护患儿免受显性感染。患儿系婴幼儿，免疫功能发育尚未完善，麻疹肺炎合并细菌感染，故易并发重症肺炎，根据患儿咳嗽、气促、呼吸困难表现，经皮血氧饱和度＜90%，需气管插管辅助通气治疗，查胸片示弥漫性散在斑片状阴影，支持重症肺炎、呼吸衰竭诊断。当肺部病变引起气道梗阻或狭窄时，肺顺应性减低，肺泡内的气压很容易超过生理极限，导致肺泡破裂，进而出现肺气漏，患儿入院胸片示皮下气肿、纵隔气肿，支持肺气漏诊断。

（2）麻疹并发重症肺炎的确切发病机制尚不清楚，可能为感染麻疹病毒后，体内促炎介质的释放造成肺血管内皮损伤，导致肺血管通透性增加，大量炎性细胞渗出，活化后释放促炎细胞因子、促凝血分子、活性氧等毒性介质，进一步加重肺血管内皮的损伤，同时多种毒性介质可导致肺泡表面的Ⅰ型和Ⅱ型上皮细胞凋亡和坏死。肺血管内皮屏障功能的丧失及肺泡上皮的损伤，使得肺血管内大量富含蛋白的液体渗出到肺间质，形成透明膜，导致通气／血流比例失调，严重影响肺通气及换气功能。此外，麻疹病毒直接侵入T淋巴细胞并释放抑制性细胞因子，可导致细胞免疫抑制，易继发其他病毒、细菌及真菌等多重感染，进一步加重肺损伤。本患儿麻疹肺炎合并细菌感染，虽然血培养、痰培养、痰涂片未找到真菌感染证据，但经抗真菌治疗，肺炎有好转趋势，故不排除亦继发真菌感染，多种病原重合感染进一步加重肺内炎症，导致呼吸衰竭、肺气漏发生。

（3）重症麻疹肺炎患者常规给予呼吸道隔离，吸氧、雾化拍背吸痰等呼吸道管理，退热，补充生理需要量维持内环境平稳，保肝、营养心肌等对症支持治疗。必要时给予镇静减少氧耗、减轻心肺负担，以及应用糖皮质激素抗炎、抗毒素，丙种球蛋白免疫支持治疗，减少肺炎并发症发生。如出现呼吸衰竭，轻症患儿给予鼻导管或面罩吸氧，重症需要机械通气，视患儿呼吸情况可给予无创正压通气及有创正压通气。继发细菌感染时，应先经验性选择广谱抗生素，后期再根据病原学及药敏结果，视病情调整抗生素，继发支原体、真菌感染时，分别给予大环内酯类抗生素及氟康唑、伏立康唑等抗真菌药物治疗。本患儿入院后除给予一般对症支持治疗及抗感染治疗外，出现肺气漏、呼吸衰竭时，还及时给予气管插管辅助通气治疗，最终好转出院。

庞琳教授病例点评

重症麻疹肺炎除有肺间质炎改变外，还可伴有细支气管壁上皮细胞坏死，管腔被黏液、纤维素及破碎细胞堵塞，易继发细菌感染，炎症进一步侵犯到肺泡，可导致肺泡坏死性病变，肺顺应性减低，当患儿呼吸困难严重，以及有剧烈咳嗽、呛咳等加重肺泡内压的动作时可使肺泡破裂，空气沿血管周围弥散至纵隔致纵隔气肿，纵隔内气体增多蔓延至颈、面部、胸壁、腹膜后等引起皮下气肿，故重症麻疹肺炎易并发肺气漏。临床上应及时纠正呼吸衰竭，保证通气和氧合，加强镇静，尽量减少吸痰、翻身等增加肺泡内压的动作，同时积极寻找病原，密切监测患儿呼吸情况，动态观察胸部影像学改变，若突发气促、鼻扇、呼吸困难等表现，除考虑肺部感染加重外，还需警惕肺气漏的发生，应立即复查胸部 X 线或胸部 CT，尽早给予机械通气及胸腔闭式引流或纵隔穿刺减压等治疗，以降低病死率。

【参考文献】

1. 杨阳 . 儿童麻疹并发重症肺炎的诊治进展 . 儿科药学杂志，2017，23（9）：62-64，后插 1.

2. 胡亚美，江载芳 . 诸福棠实用儿科学 . 8 版 . 北京：人民卫生出版社，2015：818-821.

3. 刘春峰 . 儿童重症麻疹肺炎 . 中国小儿急救医学，2015，22（12）：811-813.

4. CHOVATIYA R，SILVERBERG J I. Inpatient morbidity and mortality of measles in the United States. PLoS One，2020，15（4）：e0231329.

（苗敏　整理）

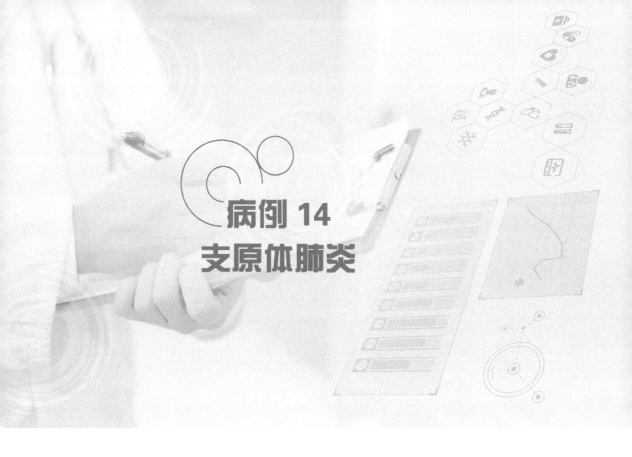

病例 14
支原体肺炎

病历摘要

【基本信息】

患儿，女，5 岁 10 个月，主因"发热伴咳嗽 6 天"入院。

现病史：患儿入院前 6 天无明显诱因出现发热，体温 37.5 ℃，偶有咳嗽，有少许咳痰，无鼻塞、流涕，无呕吐、腹泻，无皮疹。家长自行给予"氨酚黄那敏颗粒"等药物口服治疗，仍发热，体温每日波动在 37 ～ 38 ℃，咳嗽无明显加重。入院前 1 天患儿体温高峰较前升高，最高 38.9 ℃，口服退热药可降至正常，热峰 1 次，咳嗽次数略增多，可咳出黄白色黏痰，无胸闷、气喘、气促，家长自行给予"头孢氨苄颗粒"口服 2 次，今日于外院就诊，查血常规：WBC 6.7×10^9/L，NE% 67.0%，LY% 18.9%，CRP 9.53 mg/L。抗

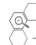
EBV-CA-IgM 阴性。肺炎支原体抗体 IgM 阳性。胸片显示右下肺见模糊大片致密影，肺门影增重，提示肺炎，建议住院治疗。为进一步诊治，来我院就诊，门诊以"肺炎"收入我科。患儿自发病以来，精神反应、睡眠、食欲可，大小便正常。

既往史：半年前患中耳炎，治疗后好转。

个人史：第 2 胎第 2 产，胎龄 39⁺ 周，自然分娩，无宫内窘迫，无窒息复苏抢救史，出生体重 3900 g。生后母乳喂养，6 个月时添加辅食，无挑食偏食。现上幼儿园，生长发育同同龄儿。按计划进行免疫接种。

【体格检查】

体温 37.9 ℃，脉搏 102 次 / 分，呼吸 24 次 / 分，血压 98/64 mmHg，体重 20 kg。神志清楚，精神反应好，全身皮肤黏膜颜色正常，弹性好，未见皮疹，双侧颈部可触及 3 ～ 4 枚绿豆大小肿大淋巴结，质软，无压痛，可活动。咽无充血，双侧扁桃体无肿大，未见脓性分泌物。双肺叩诊呈清音，双肺呼吸音粗，右下肺呼吸音减低，未闻及干湿性啰音及胸膜摩擦音。心脏、腹部及神经系统查体未见异常。

【辅助检查】

入院后检查：CRP 18.3 mg/L，PCT 0.07 ng/mL；肺炎支原体抗体 1 ∶ 640（阳性）；肺炎支原体核酸（咽部）$< 4.0 \times 10^2$ copies/mL；尿常规、便常规、肝功能、心肌酶、肾功能、电解质、血脂、特种蛋白（IgG、IgA、IgM、C3、C4、CER、RF、ASO）、辅助性 T 细胞亚群未见明显异常；甲型 / 乙型流感病毒抗原、甲型流感病毒通用核酸、甲型 H1N1 流感病毒 RNA 核酸、甲型 H7N9 流感病毒核酸、抗 EBV-CA-IgM、痰涂片、血培养均阴性；胸部 CT（图 14-1）：两

肺纹理增多，右肺下叶可见斑片状实变影，其内可见充气的支气管影，边界稍模糊，余未见异常。诊断意见：右下肺炎。

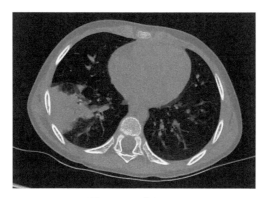

图 14-1 胸部 CT

出院前复查：血常规：WBC 5.93×10^9/L，NE% 50.90%，NE# 3.02×10^9/L，LY% 35.60%，LY# 2.11×10^9/L，余项未见异常；CRP 1.1 mg/L，PCT < 0.05 ng/mL；抗肺炎支原体抗体 1 ∶ 2560。

【诊断及诊断依据】

诊断：支原体肺炎。

诊断依据：患儿起病急，有发热、咳嗽表现，肺部体征改变不明显，仅有右下肺呼吸音减低，外院辅助检查提示肺炎支原体抗体 IgM 阳性，入院后辅助检查提示单份血清总抗体滴度≥ 1 ∶ 160，治疗后复查血清总抗体滴度呈 4 倍以上变化，胸部 CT 可见右肺下叶斑片状实变影，故支原体肺炎诊断明确。

【治疗经过】

（1）一般治疗：休息，保持呼吸道通畅，注意拍背排痰，维持水、电解质及酸碱平衡。

（2）病因治疗：阿奇霉素 10 mg/kg，静脉输入，每天一次（共两个疗程，第一疗程共 5 天，间隔 2 天开始第二疗程，第二疗程共 3 天）。

（3）对症治疗：发热时降温，并给予氨溴索止咳化痰、雾化治疗。

入院后患儿连续发热 3 天，为中低热，体温最高 38.8 ℃，咳嗽无明显加重，第 3 天右下肺出现细湿啰音，经过 10 天住院治疗，患儿体温平稳，偶咳少许白色黏痰，右下肺呼吸音略低，未闻及干湿性啰音，准予出院，门诊随诊。

【随访】

出院 2 周后门诊随访，患儿无特殊不适，查体未见明显异常，血常规、肝功能未见明显异常，复查胸部 CT 炎症大部分吸收（图 14-2）。

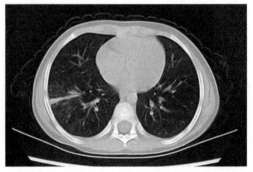

两肺纹理增多，右下肺叶可见条状实变影，其周围可见磨玻璃密度影及微结节灶，余未见异常。诊断意见：右下肺炎，与入院时胸部 CT 比较，炎症大部分吸收。

图 14-2　治疗后复查胸部 CT

病例分析

肺炎支原体（mycoplasma pneumoniae，MP）感染我国北方以冬季、南方以夏秋季为多，发病高峰年龄是学龄前和学龄期儿童，无显著性别差异。MP 感染可有肺内、肺外表现，呼吸道感染临床表现呈多样性，可以从无症状到鼻咽炎、鼻窦炎、中耳炎、咽扁桃体炎、气管支气管炎、细支气管炎和肺炎等，肺外可累及神经系统、血液系统、肝脏、肾脏、皮肤、骨关节肌肉等。其中，肺炎支原体肺炎

（mycoplasma pneumoniae pneumonia，MPP）确诊需要综合流行病学史、临床资料和胸部影像学资料，并进行 MP 的病原学检查。

MPP 的主要临床表现是发热、咳嗽，初期干咳为突出症状，后期可转为顽固性剧咳，伴有黏稠痰液，肺部体征轻而影像学改变明显是本病的一大特征。本病例患儿表现较典型，入院时患儿症状、体征表现较轻，但胸部 CT 显示右肺下叶斑片状实变影范围较大，需警惕发展为重症肺炎。具备下述表现之一者可判断重症肺炎支原体肺炎（severe mycoplasma pneumoniae pneumonia，SMPP），同时炎性指标可以作为评估严重度的参考：一般情况差、拒食或脱水征、意识障碍、肺部浸润呈多肺叶或 ≥ 2/3 的一侧肺受累、明显气促或发绀或呼吸困难、胸腔积液、气胸、肺不张、肺坏死、肺脓肿以及肺外并发症。

MPP 需要与其他病原体引起的肺炎、肺结核、支气管异物、支气管哮喘鉴别，应根据年龄、发病季节、流行病学史、临床和影像学表现特点、病情严重度、有无基础疾病以及实验室检查等综合分析可能的病原。对于 MP 实验室诊断方法有病原体培养、核酸检测、抗原直接检测、血清抗体检测，病原体培养虽然是判断 MP 感染的"金标准"，但其生长缓慢，对培养环境要求苛刻，培养时间长，其敏感性低于 60%。目前选择抗体检测优先于抗原检测，抗原检测试剂盒临床尚未广泛普及，如能获取急性期与恢复期双份血清，抗体检测的价值更大。单份血清总抗体滴度 ≥ 1 ∶ 160 可以作为 MP 近期感染或急性感染参考标准，恢复期、急性期双份血清滴度呈 4 倍以上变化可确诊。

亚型抗体测定中，MP-IgM 抗体快速筛查对诊断 MP 的急性感染有价值，适合门诊或急诊患儿，尤其适用于 6 月龄以上儿童和免疫功能正常儿童，若筛查结果阴性但临床高度疑似时，可进行 MP 总抗体的定量检测或 MP 核酸检测以进一步明确。单份血清 MP-IgG 抗体检测提示曾经有过 MP 感染，但恢复期和急性期双份血清 MP-IgG 抗体滴度呈 4 倍及以上增高或减低时，可确诊 MP 感染。

本病例 MP 抗体检测符合诊断标准，但 MP-DNA 未检测出 DNA 拷贝数，可能与样品中存在 PCR 抑制物、试剂制备和反应条件不理想、靶 DNA 提取效率低下等情况造成假阴性有关，单纯的核酸检测并不能区分携带者与感染者、急性感染者与恢复期患者，需联合其他 MP 检测方法明确。

在治疗方面，首选大环内酯类抗生素，其中首选阿奇霉素 [10 mg/（kg·d），qd]，轻症 3 天为 1 个疗程，重症可连用 5～7 天，2～3 天后可重复第 2 个疗程。本病例经规范治疗后临床症状减轻，炎性指标降至正常，出院后随访肺部影像学也有明显的改善。

赵扬教授病例点评

MP 感染是儿童社区获得性肺炎（community acquired pneumonia，CAP）常见的病原体，MPP 因症状和体征表现不平行，容易漏诊，为避免出现漏诊要重点关注患儿肺部影像学表现，同时选择合适的实验室检测方法。本病例患儿以发热和咳嗽为主要表现，肺部未闻及干湿性啰音，胸部 CT 却表现为右肺下叶斑片状实变影，患儿住院后单份血清总抗体滴度≥1∶160，治疗后复查血清总抗体滴度呈 4 倍以上变化，可确诊 MPP。对于 MPP 的治疗，首选大环内酯类抗生素，停药由临床症状、影像学表现以及炎性指标决定，不宜以肺部实变完全吸收、抗体阴性或 MP-DNA 转阴作为停药指征。

【参考文献】

1. 国家卫生计生委合理用药专家委员会儿童用药专业组 . 中国儿童肺炎支原体感染实验室诊断规范和临床实践专家共识（2019 年）. 中华儿科杂志，2020，58（5）：366-373.

2. 周鹏翔，周薇，王晓玲，等 .《儿科阿奇霉素注射使用的快速建议指南》解读 . 临床药物治疗杂志，2019，17（7）：39-45.

3. 中华人民共和国国家健康委员会，国家中医药局 . 儿童社区获得性肺炎诊疗规范（2019 年版）. 中华临床感染病杂志，2019，12（1）：6-13.

（董凯华　整理）

病例 15
支原体肺炎合并川崎病

病历摘要

【基本信息】

患儿，男，1岁4个月，主因"皮疹10天，发热、口唇肿胀7天"入院。

现病史：入院前10天患儿手足部出现红色皮疹，未予特殊处理。入院前7天患儿出现发热及口唇肿胀，伴有阵发性轻咳，体温最高38.6℃，自行服用退热药对症治疗。次日就诊于当地医院，查血常规：WBC 6.6×10^9/L，NE% 34.2%，LY% 58.0%；CRP 0.6 mg/L；肺炎支原体抗体IgM阴性；查体肺部可闻及少许痰鸣音及喘鸣音，诊断"喘息性支气管炎"，给予静脉滴注头孢孟多、地塞米松及平喘雾化治疗，疗效不佳。入院前4天就诊于北京某医院，胸片提示肺炎，当日患儿皮疹增多，未予治疗，后就诊于另一家医院，查体发现双侧结膜充血，口唇干裂，查血常规：WBC 5.42×10^9/L，NE% 43.6%，LY% 47.3%；CRP 3 mg/L。心脏彩超提示动脉导管未闭，未见冠状动脉扩张，诊断为"支气管肺炎、川崎病？"，给予阿奇霉素、地塞米松等治疗，疗效不佳。随后就诊于我院，急诊以"发热、皮疹待查，肺炎"收入儿科。患儿自起病以来，精神、睡眠欠佳，食纳减少，小便正常，大便每天 2 次，偏稀。

既往史：1 个月前有高热惊厥史 1 次，13 天前在外院被诊断为上呼吸道感染、腹泻、结膜炎。

个人史：无特殊异常。

【体格检查】

体温 37.5 ℃，脉搏 125 次 / 分，呼吸 25 次 / 分，血压 90/60 mmHg，体重 11.5 kg。神志清楚，精神反应好，双侧手足心可见散在红色充血性斑丘疹，躯干见较多暗红色陈旧性斑丘疹，四肢皮疹较少，无明显硬肿及脱屑，全身浅表淋巴结未触及异常肿大。双侧球结膜充血，口唇肿胀破溃，舌质红，舌苔薄白，口腔黏膜可见溃疡，未见 Koplik 斑，咽充血，双侧扁桃体无肿大，未见脓性分泌物。双肺呼吸音粗，未闻及干湿性啰音及胸膜摩擦音。心脏、腹部及神经系统查体未见异常。

【辅助检查】

入院后检查：血常规：WBC 6.1×10^9/L，NE% 40.12%，NE# 2.5×10^9/L，LY% 51.4%，LY# 3.1×10^9/L，RBC 4.09×10^{12}/L，HGB 103.2 g/L，PLT 113.4×10^9/L；CRP 3.0 mg/L，ESR 19.0 mm/h；异型淋巴细胞 10%；肺炎支原体抗体 1 ∶ 160（阳性）；EB 病毒检测：VCA-IgG 1 ∶ 20，余项阴性；辅助性 T 细胞亚群：CD3⁺、CD3⁺CD8⁺、

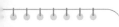

CD3$^+$CD4$^+$升高；乙肝五项：HBsAg 阳性，余项目阴性；尿常规、便常规、嗜酸细胞计数、肝功能、心肌酶、电解质、肾功能、特种蛋白（IgG、IgA、IgM、C3、C4、CER、RF、ASO）未见明显异常；便涂片查霉菌、抗 HSV、抗 MV-IgM、抗 RV-IgM、抗 CMV-IgM、抗 HCV、TPPA、抗 HIV、血培养、咽拭子涂片培养均阴性；心电图、心脏超声未见明显异常。

出院前复查：血常规：WBC 10.1×10^9/L，NE% 19.45%，NE# 1.96×10^9/L，LY% 68.47%，LY# 6.92×10^9/L，RBC 4.07×10^{12}/L，HGB 104.3 g/L，PLT 547.1×10^9/L；CRP 3.0 mg/L，ESR 25.0 mm/h；心脏超声未见明显异常。

【诊断及诊断依据】

诊断：川崎病、支原体肺炎、轻度贫血。

诊断依据：①患儿起病急，反复发热超过 5 天，入院后有双侧球结膜充血、口唇皲裂、皮疹、趾端肿胀脱皮、颈部淋巴结肿大表现，临床表现满足 5 项诊断标准，故川崎病诊断明确。②患儿有发热、咳嗽表现，肺部体征不明显，但外院胸片提示肺炎，我院辅助检查提示肺炎支原体抗体 1∶160，支原体肺炎诊断明确。③患儿 1 岁 4 个月，辅助检查提示 HGB 介于 90～110 g/L，轻度贫血诊断明确。

【治疗经过】

入院后暂予清热解毒、止咳化痰、调节肠道菌群等对症治疗，治疗 3 天后患儿仍有反复中低热，体温最高 38.8 ℃，咳嗽症状无明显改善，肺部体征、口唇红肿皲裂及口腔黏膜溃疡大致同入院时，四肢、躯干皮疹均转为陈旧性斑丘疹，无新增皮疹，在疗程中患儿出现颈部淋巴结肿大、双侧球结膜充血、趾端肿胀脱皮，但无草莓舌表现，结合实验室病原学检查回报，考虑诊断川崎病、支原体肺

笔记

炎，除继续上述治疗外，增加用药：①静脉用人免疫球蛋白 1 g/kg，静脉输入，每天一次（疗程 2 天）；②阿司匹林 50 mg/（kg·d），分 3 次口服；③阿奇霉素 10 mg/kg，静脉输入，每天一次（第一疗程 3 天，间隔 4 天后开始第二疗程，用 3 天）。

经过 12 天治疗，患儿体温逐渐降至正常，无明显咳嗽，双侧球结膜充血及分泌物、口腔黏膜溃疡明显好转，皮疹、颈部淋巴结肿大消退，指（趾）端无肿胀脱皮。在体温正常 3 天后复查 WBC、CRP 正常，阿司匹林减量至 5 mg/（kg·d）顿服维持治疗。

【随访】

患儿出院后继续口服阿司匹林治疗 8 周，随访期间监测血常规、肝功能、凝血功能等未见明显异常，心脏超声于出院后 1 个月、3 个月、6 个月、1 年随访均未见异常。

病例分析

肺炎支原体（mycoplasma pneumoniae，MP）的主要致病机制可能与直接免疫毒性和免疫损伤有关，因此可能引起免疫功能紊乱及过度免疫炎症反应，从而导致血管炎症性病变出现川崎病（Kawasaki disease，KD）。

本病例患儿临床表现符合完全性川崎病（complete Kawasaki disease，CKD）诊断标准，即发热，并具有以下 5 项中至少 4 项主要临床特征：①双侧球结膜充血；②口唇及口腔的变化：口唇干红，草莓舌，口咽部黏膜弥漫性充血；③皮疹，包括单独出现的卡疤红肿；④四肢末梢改变：急性期手足发红、肿胀，恢复期甲周脱皮；⑤非化脓性颈部淋巴结肿大。

KD 需要与引起发热、皮疹伴或不伴结膜充血、淋巴结肿大的疾病相鉴别，如麻疹、风疹、猩红热、腺病毒感染、EB 病毒感染等。本病例患儿于外院及我院查血常规均显示以淋巴细胞分类为主，CRP 正常，且我院查异型淋巴细胞计数升高，初步考虑病毒感染可能性大，入院后暂予完善病原学检查及对症治疗，结合患儿临床表现，最终确诊为川崎病、支原体肺炎，考虑异型淋巴细胞计数升高与患儿免疫功能紊乱有关，可于后期定期复查。

目前对于 MP 和 KD 关系的研究表明，高 ESR 的 KD 患者合并 MP 感染可能性大，感染 MP 可增加冠状动脉损伤、心包积液的发生风险，应尽早筛查、尽早治疗。对于本病例 MP 感染首选阿奇霉素治疗。而对于 KD 急性期的治疗目标是减轻并终止全身炎症反应、预防冠状动脉发生和发展，并防止冠状动脉血栓形成。急性期治疗应一直持续到全身炎症消退以及冠状动脉内径稳定不再扩张。初始治疗包括：①大剂量静脉注射免疫球蛋白，2 g/kg，静脉滴注时间通常控制在 10 ～ 12 小时，大体重患儿（＞ 20 kg）可采用每天 1 g/kg 的剂量，连用 2 天；②阿司匹林抗炎，30 ～ 50 mg/（kg·d），分 3 次口服，热退 48 ～ 72 小时后复查炎性指标（WBC、CRP）恢复正常，阿司匹林减量至 3 ～ 5 mg/kg 顿服，以发挥抗血小板聚集作用。本患儿在随访中无冠状动脉病变，阿司匹林持续应用至病程 2 ～ 3 个月。

王彩英教授病例点评

本病例以发热、皮疹以及呼吸道症状为主要表现，后续逐渐出现川崎病典型临床表现，肺炎支原体检测支持肺炎支原体感染诊断，因此，对于肺炎支原体感染儿童，如治疗后仍持续发热，除了考虑并发其他病原体感染、难治性支原体感染或耐药问题，一定要警惕并发其他疾病，如 KD 可能。本病例患儿在病程发展中出现 KD 典型表现（反复发热超过 5 天，入院后有双侧球结膜充血、口唇皲裂、皮疹、趾端肿胀脱皮、颈部淋巴结肿大表现），诊断一经确定，便及时在阿奇霉素抗支原体治疗基础上，联合应用人免疫球蛋白及阿司匹林抗炎治疗，最终获得痊愈的治疗结局。

【参考文献】

1. 中华医学会儿科学分会心血管学组，中华医学会儿科学分会风湿学组，中华医学会儿科学分会免疫学组，等.川崎病诊断和急性期治疗专家共识.中华儿科杂志，2022，60（1）：6-13.

2. LAN Y L，LI S X，YANG D H，et al. Clinical characteristics of Kawasaki disease complicated with Mycoplasma pneumoniae pneumonia：a retrospective study. Medicine，2020，99（19）：e19987.

3. 杨超，杨轶男，马执彬，等.肺炎支原体感染对川崎病患儿心血管损伤特点分析.中国感染控制杂志，2022，21（4）：358-362.

4. 中国儿童肺炎支原体感染实验室诊断规范和临床实践专家共识（2019 年）.中华儿科杂志，2020，58（5）：366-373.

（董凯华　整理）

病例 16
猩红热合并川崎病

病历摘要

【基本信息】

患儿，男，6岁，主因"发热、皮疹4天"急诊入院。

现病史：入院前4天，患儿无明显诱因出现发热，体温最高38.4 ℃，无畏寒及寒战，无抽搐，发热期间双下肢出现红色皮疹，压之褪色，伴瘙痒，无咳嗽、流涕，无咽痛、呕吐及腹泻等其他特殊不适，就诊于当地医院，查血常规：白细胞及中性粒细胞比例升高，CRP稍高，余大致正常，考虑诊断上呼吸道感染、咽扁桃体炎及过敏性皮疹，故予头孢地尼、热速清及西替利嗪口服对症及炉甘石洗剂外用治疗。入院前3天，患儿体温进行性升高，最高可达41 ℃，口服退热药可降至38.5 ℃，间隔4～5小时后体温复升，周

98

身皮疹逐渐增多，颈部、胸部及上肢均可见分布均匀的鲜红色针尖大小样皮疹，再次就诊于当地医院，复查血常规提示白细胞及中性粒细胞计数进行性升高，CRP 亦明显高于正常范围，考虑诊断猩红热，先后予头孢孟多静脉滴注 1 天、头孢曲松静脉滴注 2 天。入院前 1 天，患儿仍反复高热，复查血象仍呈进行性升高，为进一步诊治，就诊于我院，急诊以"猩红热"收入院。

既往史：曾有高热惊厥史及喘息性支气管炎病史。否认食物、药物过敏史。

个人史：第 1 胎第 1 产，足月顺产出生，无窒息复苏史，出生体重 3450 g。生长发育史及喂养史正常。

【体格检查】

体温 38.5 ℃，脉搏 96 次 / 分，呼吸 30 次 / 分，SPO$_2$ 98% ～ 100%，血压 110/70 mmHg。神清，精神反应欠佳，面色潮红，伴少量皮疹，口周苍白圈，未见杨梅舌。颈部、胸部、上肢、臀部、下肢均可见密集分布的鲜红色针尖样大小皮疹，凸出皮面，压之褪色，伴痒感，部分触之呈砂纸感，颈部可触及数枚黄豆大小肿大淋巴结，咽部充血，扁桃体 Ⅰ 度肿大，未见脓性分泌物，心肺腹及神经系统查体均未见明显异常。

【辅助检查】

入院时检查：血常规：WBC 13.46×10^9/L，NE% 82.64%，LY% 6.92%，HGB 140 g/L，PLT 339×10^9/L；PCT 0.86 ng/mL；CRP 131.1 mg/L；ASO 17 IU/mL；电解质：血钾 3.34 mmol/L，血钠 129.7 mmol/L，血氯 93.5 mmol/L，后复查正常；生化：AST 39.2 U/L，ALB 40.3 g/L，ALT 32.1 U/L，TBIL 8.7 μmol/L，DBIL 3.8 μmol/L，CK-MB 33.2 U/L；HIV、梅毒及乙肝病毒检测均为阴性；咽培养可

见 A 组溶血性链球菌 60%，葡萄球菌 30%，灰色奈瑟菌 10%；甲型 / 乙型流感病毒阴性；肺炎支原体抗体、EB-IgM、CMV-IgM 均为阴性；凝血功能、辅助性 T 细胞亚群及特种蛋白：大致正常；颈部超声：双侧颈部均可见多个肿大淋巴结，左侧较大者约 17 mm×8 mm，右侧较大者约 17 mm×6 mm，皮髓质界线清晰，内可见血样信号；超声心动图：左侧、右侧冠状动脉内径分别为 3.4 mm 和 1.6 mm，考虑左侧冠状动脉扩张。

出院前复查：血常规：WBC 5.42×10^9/L，NE% 40.4%，LY% 47.4%，HGB 126 g/L，PLT 393.0×10^9/L；PCT ＜ 0.05 ng/mL；CRP 1.8 mg/L；ASO 47 IU/mL；咽培养：正常菌群；超声心动图：左侧、右侧冠状动脉内径分别为 3.4 mm 和 3.3 mm，双侧冠状动脉扩张。

【诊断及诊断依据】

诊断：猩红热、川崎病、双侧冠状动脉扩张、电解质紊乱。

诊断依据：①患儿为学龄期男童，急性起病，病史 4 天，临床以"发热、咽痛及逐渐增多猩红热样皮疹"为主要表现，体温呈中 – 高热，最高可达 41 ℃，咽痛与发热同时发生，未见脓性分泌物，皮疹为密集分布的针尖样大小的鲜红色皮疹，压之褪色，部分触之有砂纸感。多次查血及炎性指标均符合细菌感染表现，ASO 初查阴性，病程后期复查由阴转阳，咽拭子细菌培养可见 A 组溶血性链球菌（60%），故诊断猩红热（普通型）明确。②根据患儿发热大于 5 天，查体可见口唇干红、杨梅舌，颈部可触及数枚肿大淋巴结，满足川崎病诊断的 3 条主要特征，再结合心脏超声可见明显冠状动脉扩张，故诊断川崎病、双侧冠状动脉扩张明确。③入院后查血电解质提示血钾、血钠及血氯均低于正常水平，故诊断电解质紊乱（低钾、低钠、低氯）。

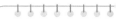

【治疗经过】

患儿入院后仍反复发热，体温波动在 38.5 ～ 39.3 ℃，予退热药口服后体温可降至正常，间隔 4 ～ 5 小时后体温复升，偶诉咽痛，无其他特殊不适表现，周身皮疹符合猩红热表现，复查血常规提示白细胞及中性粒细胞比例明显升高，CRP 及 PCT 亦明显升高，支持细菌感染，考虑诊断猩红热，故予青霉素静脉滴注抗感染治疗，血钠、血氯及血钾均减低，予纠正电解质紊乱。入院第 2 天，患儿热峰有所下降，查体示周身皮疹较前变化不著，双侧球结膜充血，口唇干红，杨梅舌阳性，咽充血，扁桃体Ⅰ度肿大，余查体同前。化验回报：肺炎支原体抗体、ASO、EBV、CMV 抗体均为阴性，咽培养可见 A 组溶血性链球菌 60%，葡萄球菌 30%，灰色奈瑟菌 10%；支持猩红热诊断。同日超声心动图回报：左侧冠状动脉扩张；结合患儿发热已超过 5 天，病程中有皮疹、球结膜充血、口唇干红、杨梅舌及颈部淋巴结肿大等表现，诊断川崎病、左侧冠状动脉扩张明确，故开始予大剂量丙种球蛋白静脉滴注（2 g/kg）及阿司匹林口服抗炎治疗。入院第 3 天，患儿体温恢复正常，周身皮疹较前基本消退，部分可见少许陈旧性红色斑丘疹，触之有砂纸感，口唇干红、杨梅舌及双侧球结膜充血已基本消退。入院第 5 天，患儿手足指末端可见少许脱皮，复查血常规提示白细胞及中性粒细胞比例均恢复正常，CRP 较前好转，PCT 降至正常，血小板明显升高，予双嘧达莫口服抑制血小板凝集。入院第 6 天，口服阿司匹林减量。入院第 7 天，复查冠状动脉彩超提示双侧冠状动脉扩张，继续目前治疗。入院第 10 天，复查血常规大致正常，仅血小板仍高，CRP 及 PCT 均已降至正常，ASO 仍高，咽培养阴性，考虑患儿目前病情平稳，予带药出院。出院后继续口服阿司匹林及双嘧达莫，注意监测血常规、

ASO、凝血功能及超声心动图等，1个月后门诊复诊酌情调整用药。

【随访】

患儿出院后2周复查血小板降至正常范围，予停用双嘧达莫，继续口服小剂量阿司匹林3月余，复查ASO、凝血功能及冠状动脉彩超均正常后停药，一般情况良好。

📋 病例分析

猩红热是一种由A组β型溶血性链球菌引起的急性呼吸道传染性疾病，儿童为主要易感人群。猩红热患者临床可分为五种类型：普通型、脓毒型、中毒型、外科型及产科型。其中，以普通型最为常见，主要临床表现为发热、咽部肿痛及全身弥漫性鲜红色皮疹。发热通常表现为中-高热，可伴头痛及全身中毒症状，咽部症状可与发热同时出现，严重时可伴有脓性渗出液，猩红热典型的皮疹是密集分布的鲜红色针尖样大小的皮疹，触之有砂纸感，通常于发热第2天开始出疹，自耳后、颈部、胸部逐渐蔓延至全身，大多在48小时达到高峰，随后2～3天退尽，重者可持续1周，皮疹消退后开始出现蜕皮。该病确诊依据是咽拭子或咽培养可见A组溶血性链球菌，病史中有相关病例接触史有助于诊断，血常规呈细菌感染表现，ASO恢复期阳性率更高，可作为辅助诊断依据。该患者符合以上特点。

治疗方面通常为对症治疗，针对病原的抗菌治疗可缩短病程，减少并发症的发生。青霉素为其首选的抗菌药物。未经及时治疗可发生化脓或中毒性并发症，如中耳炎、乳突炎及淋巴结炎等，部分严重者可出现变态反应性并发症，如风湿病及肾小球肾炎。患者治愈后普遍预后良好，应定期随访并进行咽拭子细菌培养，病原体培养完全转阴可防止疾病复发。

庞琳教授病例点评

本病例的难点在于患儿诊断猩红热后逐渐出现川崎病样表现，并结合川崎病的诊断标准，最终可确诊为川崎病及冠状动脉扩张。川崎病引起的发热抗生素治疗无效，延迟诊治会导致全身炎症反应进行性加重、加速冠状动脉血栓形成及冠状动脉瘤等不良结局的发生。急性期治疗应一直持续到全身炎症消退以及冠状动脉内径稳定不再扩张。川崎病需要与可以引起发热、皮疹伴或不伴结膜充血、淋巴结肿大的疾病相鉴别，如猩红热、麻疹、风疹、腺病毒感染、EB 病毒感染等，咽拭子病原学检测与典型的皮疹特征有助于排除诊断。本例患儿需考虑链球菌感染所致川崎病的发生，及早应用丙种球蛋白可有效减少冠状动脉病变，缩短病程。

【参考文献】

1. 孔德川，蒋先进，邱琪，等．猩红热发病趋势、临床特征和病原学特征的研究进展．中华传染病杂志，2022，40（3）：189-192.

2. 胡亚美，江载芳．诸福棠实用儿科学．8 版．北京：人民卫生出版社，2015：1018-1022.

3. 中华医学会儿科学分会心血管学组，中华医学会儿科学分会风湿学组，中华医学会儿科学分会免疫学组，等．川崎病诊断和急性期治疗专家共识，中华儿科杂志，2022，60（1）：6-13.

（刘洋　整理）

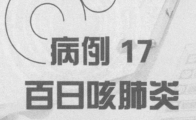

病例 17
百日咳肺炎

病历摘要

【基本信息】

患儿，女，5岁8个月，主因"咳嗽半个月，加重1周"入院。

现病史：入院前半个月患儿无明显诱因开始咳嗽，最初为偶发单声咳嗽，呈刺激性干咳，无发热，无流涕，无呕吐、腹泻，未予重视。患儿咳嗽逐渐加重，入院前9天于外院就诊，拍胸片示"双肺门影增大、粗重，肺纹理增粗，可见斑片影"，其他实验室检查结果不详，予头孢类抗生素静脉滴注，患儿咳嗽无缓解，入院前1周开始出现阵发性痉挛样咳嗽，夜间明显，每天咳嗽20次左右，每次持续1～2分钟方可缓解，发作时伴颜面潮红，不伴鸡鸣样尾音，无口唇发绀及呼吸困难，偶可咳出白色黏痰。复查血常规：

WBC 26.6×10^9/L，NE% 20.9%，LY% 75.2%，HGB 118 g/L，PLT 290×10^9/L。CRP＜8 mg/L，考虑"百日咳"可能性大，遂转来我院进一步治疗。

既往史：体健。

个人史：第 1 胎第 1 产，胎龄 38^+ 周，剖宫产出生，出生体重 3050 g，无窒息抢救史。生后母乳喂养，3 个月抬头，6 个月会坐，1 岁会走、会叫爸妈，现 5 岁余，生长发育正常。生后按免疫程序正常接种疫苗（百白破疫苗已接种完全）。

【体格检查】

体温 36.5 ℃，脉搏 90 次 / 分，呼吸 25 次 / 分，血压 85/55 mmHg。精神反应好，呼吸平稳，咽稍充血，双侧扁桃体无肿大，可见舌系带溃疡（图 17-1），双肺呼吸音粗，可闻及少许湿啰音。余查体未见明显异常。

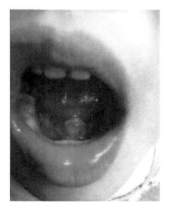

图 17-1　百日咳舌系带溃疡

【辅助检查】

入院后检查：PCT 正常，肝肾功能、电解质、心肌酶正常。百日咳核酸检测阳性，肺炎支原体抗体 IgM 阴性，痰培养阴性，流感病毒、呼吸道合胞病毒、腺病毒抗原检测均阴性。

出院前复查：血常规：WBC 10.81×10^9/L，NE% 38.9%，LY% 57.6%，HGB 112 g/L，PLT 275×10^9/L。

【诊断及诊断依据】

诊断：百日咳肺炎。

诊断依据：患儿为学龄前儿童，急性起病，以痉挛性咳嗽为主要表现，昼轻夜重，咳嗽发作时伴颜面潮红，头孢类抗生素治疗无效，查血常规提示白细胞计数明显升高，分类以淋巴细胞为主，符合百日咳临床特点，百日咳核酸检测阳性为本病确诊依据，结合外院胸片示双肺门影增大、粗重，肺纹理增粗，可见斑片影，故百日咳肺炎诊断成立。

【治疗经过】

入院后给予阿奇霉素抗感染（第 1 天 10 mg/kg，第 2 ～ 5 天 5 mg/kg，每天一次）、布地奈德及异丙托溴铵雾化止咳化痰治疗，加强拍背。患儿咳嗽逐渐减轻，痉咳次数逐渐减少，每次咳嗽持续时间明显缩短，复查血常规提示白细胞计数下降，于住院 10 天后出院，患儿出院时体温正常，仍有咳嗽，每日痉咳 4 ～ 5 次，每次持续约 30 秒，偶有面色发红，无口唇发绀，食纳好，大小便正常，肺部湿啰音吸收。

【随访】

患儿出院后继续居家护理，约 3 周后咳嗽症状完全消失。

病例分析

百日咳是由百日咳鲍特菌引起的急性呼吸道传染性疾病，属于乙类传染病。百白破疫苗接种早已纳入我国儿童基础免疫程序，但近些年随着疫苗的应用，百日咳的流行病学特征发生了变化。除了在婴幼儿中高发外，年长儿童、青少年、成人的发病人数也逐渐增多。

百日咳的临床表现因人而异，取决于患者年龄和免疫力。百日咳鲍特菌以飞沫或气溶胶的方式进入人体呼吸道后，可吸附到呼吸道纤毛上皮细胞并在细胞内进行增殖，潜伏期一般为 2～24 日，平均 7～10 日。经过一段时间的潜伏后发病，典型临床过程可分为三期：卡他期、痉咳期和恢复期。卡他期临床症状较轻，与普通感冒类似，表现为咳嗽、流涕及喷嚏等卡他症状，伴有低热、乏力等全身不适。部分患者只有轻度干咳而无其他表现。因此期临床特征不典型，容易造成漏诊或误诊，大多数患者疾病进展会进入痉咳期，出现百日咳的典型症状，如阵发性痉挛性咳嗽、咳嗽昼轻夜重、伴颜面发红及口唇发绀，部分患儿可在 5～10 次或更多次短促痉挛性咳嗽之后出现高调鸡鸣样吸气性回声，又称鸡鸣样尾音。

百日咳卡他期传染性最强，此时期给予抗菌治疗，疗效最好，可以减轻甚至不发生痉咳。如果不能早期识别和及时抗菌治疗，进入痉咳期后再应用抗菌药物，则不能缩短百日咳的临床过程，但抗菌药物可有效根除鼻咽部百日咳鲍特菌，可缩短排菌期及预防继发感染，所以即使进入痉咳期后才明确诊断仍应积极使用抗菌药物。

本病发病早期外周血白细胞计数即明显升高，痉咳期更为明显，可达（20～50）×10^9/L，研究表明，百日咳毒素是导致白细胞增多的促进因子。本患儿为 5 岁学龄前儿童，急性起病，病初类似于普通感冒的症状并未引起家长的重视，后咳嗽加重进入痉咳期，查血常规提示白细胞计数明显升高，分类以淋巴细胞为主，方高度怀疑百日咳，百日咳核酸检测阳性为明确诊断的病原学依据。本患儿进

107

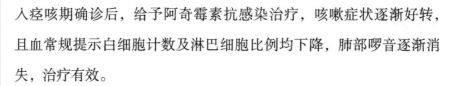

入痉咳期确诊后，给予阿奇霉素抗感染治疗，咳嗽症状逐渐好转，且血常规提示白细胞计数及淋巴细胞比例均下降，肺部啰音逐渐消失，治疗有效。

百日咳病程较长，临床稳定后即可出院，此时患儿仍有咳嗽的症状，处于恢复期，恢复期若出现并发症或呼吸道发生其他病原体感染，都可能使病情反复再次出现痉咳，尤其6～12月龄百日咳婴儿，百日咳病程可持续数月之久。故应在百日咳患儿出院时告知家长居家护理的注意事项，以避免患儿再次入院。

📋 庞琳教授病例点评

本病例的特点及难点在于对曾接种过百日咳疫苗的儿童特别是学龄前儿童百日咳再感染的诊治及预防提示。百日咳是已知传染病中传染性最强、发病率最高的传染病之一。在百日咳疫苗大规模应用后，发病率显著降低。本患儿全程接种百白破疫苗，但在5岁时仍感染百日咳鲍特菌，提示百日咳疫苗免疫后临床保护作用并不持久。无论接种的是全细胞百日咳疫苗还是无细胞百日咳疫苗，随着时间的推移，特异性抗体滴度均有不同程度的下降，无细胞百日咳的下降速率更快。一些在使用无细胞百日咳及其联合疫苗的高接种率地区，每隔3～5年发生一次较大流行，考虑疫苗效力的下降是其重要因素之一。故近年来，百日咳除了在婴幼儿中高发外，大龄儿童、青少年、成人的发病人数也逐渐增多。

【参考文献】

1. 王宇明，李梦东. 实用传染病学. 8版. 北京：人民卫生出版社，2017：863-875.

2. CARBONETTI N H. Pertussis leukocytosis：mechanisms，clinical relevance and treatment. Pathog Dis，2016，74（7）：ftw087.

3. NGUYEN V T N，SIMON L. Pertussis：the whooping cough. Prim Care，2018，45（3）：423-431.

4. Center for Disease Control and Prevention. Pertussis epidemiology and prevention of vaccine-preventable diseases.（2019-4-15）[2020-03-10].

5. TOP K A，HALPERIN S A. Pertussis and other Bordetella infections//Kasper D L，Fauci A S. Harrison's infectious diseases. 3rd ed（Harrison's Specialty）. New York：McGrawHill Education，2017：502-506.

（张慧敏　整理）

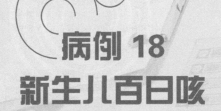

病例 18
新生儿百日咳

病历摘要

【基本信息】

患儿，男，25 天，主因"咳嗽半个月"入院。

现病史：患儿半个月前接触了家中反复咳嗽的奶奶后开始出现咳嗽，初为单声咳，有痰不易咳出，家长自行给予"祛风止咳"药物 3 ~ 4 天，咳嗽未见好转，并逐渐加重，呈阵发性痉挛性咳嗽，咳嗽时伴有面色发红，一般持续咳嗽 3 ~ 4 分钟后方可自行缓解，夜间明显，体温正常，就诊于当地医院，实验室检查结果不详，予口服"头孢克肟、蓝芩口服液及小儿咳喘口服液"等门诊治疗 2 天，后又住院 3 天，在院期间具体用药不详，患儿咳嗽症状曾有好转，但在出院 2 天后痉咳再次加重，痉咳时伴有口唇发绀，每次咳

笔记

嗽持续达 7～8 分钟才缓解，无明显鸡鸣样尾音，外院查血常规：WBC 17.65×10^9/L，LY% 57.2%；CRP 2 mg/L。血气分析：pH 7.29，$PaCO_2$ 49.8 mmHg，PaO_2 109 mmHg，SaO_2 97.5%，BE –2.6 mmol/L。胸片示左上肺密度稍高，性质待定。考虑百日咳可能性大，遂就诊于我院，急诊以"百日咳并发肺炎"收住入院。

既往史：生后 4 天出现生理性黄疸，生后 2 周自行消退，余体健。

个人史：第 1 胎第 1 产，胎龄 39^+ 周，自娩出生，出生体重 3000 g，无窒息抢救史。生后母乳喂养，现生后 25 天，生长发育正常。生后已接种卡介苗和第一针乙肝疫苗。

【体格检查】

体温 36.7℃，脉搏 110 次/分，呼吸 40 次/分，血压 78/45 mmHg。急性病容，精神反应尚可，双眼结膜下出血，呼吸平稳，咽稍充血，双肺呼吸音粗，未闻及明显干湿性啰音，心腹查体未见明显异常。

【辅助检查】

血常规：WBC 11.93×10^9/L，NE% 25.34%，LY% 65.04%，HGB 140 g/L，PLT 386×10^9/L。CRP、PCT 正常。肝肾功能、电解质、心肌酶正常。百日咳核酸检测阳性，肺炎支原体抗体 IgM 阴性，痰培养阴性，流感病毒、呼吸道合胞病毒、腺病毒抗原检测均阴性。

【诊断及诊断依据】

诊断：重症百日咳、支气管肺炎、Ⅱ型呼吸衰竭。

诊断依据：①患儿为新生儿，接触了有咳嗽症状的家长后起病，以痉挛性咳嗽为主要表现，咳嗽时伴颜面潮红及发绀，病程中血常规提示白细胞计数升高，分类以淋巴细胞为主，入院后查百日咳核酸检测阳性，故百日咳诊断成立。患儿病程中反复呼吸暂停，伴血氧饱和度下降，查血气分析提示氧合指数低，故诊断为重症百日咳。②患儿于外院查胸片提示左上肺密度稍高，经抗生素治疗左上肺稍高密度影消退，考虑为支气管肺炎；患儿百日咳核酸检测阳性，且病程中呼吸道分泌物培养提示流感嗜血杆菌，考虑为混合感染所致肺炎。③患儿病程中反复出现呼吸暂停，监测血气分析提示 $PaO_2 < 60$ mmHg，$PaCO_2 > 50$ mmHg，故 II 型呼吸衰竭诊断成立。

【治疗经过】

入院当天下午患儿吃奶后剧烈痉咳，随后出现呼吸停止、口唇青紫、意识丧失，心电监护下心率 10 ~ 20 次 / 分，血氧测不出，即刻给予清理呼吸道，吸出奶量 3 ~ 5 mL，给予胸外按压 + 复苏气囊正压通气，约 2 分钟后患儿出现自主呼吸，心率升至 130 ~ 150 次 / 分，给予 5 L/min 头罩吸氧血氧饱和度可维持在 95% 以上。3 分钟后患儿剧烈痉咳再次发作，伴呼吸停止，即刻清理呼吸道，给予气囊正压通气，血氧饱和度仅能达到 60% ~ 70%，自主呼吸微弱，遂给予镇静后气管插管，经气管插管后持续正压通气，患儿血氧饱和度逐渐升至 95% ~ 100%。征得家长同意后立即转入 ICU 进一步治疗。转入 ICU 后患儿处于镇静状态，气管插管，四肢自主运动，可见呛咳，头部有摆动，查体见双肺呼吸音粗，可闻及痰鸣音，腹软，腹部胀气明显，四肢皮肤冷，双足湿冷，发紫。给予下胃管排气。血气分析：pH 7.182，$PaCO_2$ 61 mmHg，PaO_2 25 mmHg，BE–5 mmol/L，HCO_3^- 23 mmol/L，SaO_2 41%，Lac 6.12 mmol/L（吸氧浓度 30%，静脉血），显示二氧化碳潴留明显，呼吸性酸中毒，乳酸升高明显。经治疗后复查血气分析提示呼吸性酸中毒好转，乳酸下降。抗菌治疗方面：给予阿奇霉素联合头孢曲松抗感染（患儿后期呼吸道分泌物培养提示流感嗜血杆菌，对头孢曲松敏感），加强呼吸道管理，间断鼻饲水合氯醛镇静，鼻饲配方奶营养支持，集中进行操作护理。在院期间百日咳核酸结果回报阳性。入院第 9 天评估患儿一般状况良好，未再有明显痉挛性咳嗽，无口唇、颜面发绀，拔除气管插管给予头罩吸氧，安静后血氧饱和度正常。转回儿科后使用阿奇霉素再次治疗两个疗程 [阿奇霉素 10 mg/（kg·d），每日 1 次，静脉滴注 3 天为一个疗程]，逐渐拔除胃管，经口喂养，吃奶好，无吐奶，停吸氧后血氧正常，咳嗽较入院时明显减轻，日间无发作，夜间发作 4～5 次，咳嗽数声即缓解，无发憋及口周青紫表现，复查血常规大致正常，胸片左上肺稍高密度影消退，于入院 24 天后出院。

【随访】

患儿出院后继续居家护理，约 2 周后咳嗽症状完全消失。

病例分析

　　百日咳住院患者以儿童多见，这与患病后临床症状的轻重有关。一项多中心研究评估了 127 例 18 岁以下的百日咳确诊患者，其中 83% 的患者小于 3 个月，且小于 3 月龄的患儿重症百日咳的发生率更高。新生儿因未接种百白破疫苗，且呼吸功能尚未发育完善，感染百日咳鲍特菌后容易出现严重并发症，甚至发生猝死。本患儿查体可见气压性损伤，如结膜下出血；入院前外院胸片提示左上肺密度稍高，出院前复查胸片左上肺密度稍高影消退，考虑百日咳肺炎诊断明确。肺炎是百日咳最常见的并发症，也是百日咳患者死亡的常见原因，研究显示，2 个月以下的婴儿百日咳中有 25% 并发肺炎，1 岁以下的婴幼儿发生肺炎的概率为 11%～15%，10～19 岁的患者中 2%～4% 并发肺炎，故年龄越小，肺炎的发生率越高。本患儿入院后即给予病重管理，床旁放置复苏气囊、吸痰器及抢救车。在呼吸暂停发生时迅速开始抢救，为患儿赢得了生机。

百白破疫苗接种后不能产生持久的免疫力，故人群对百日咳鲍特菌普遍易感。家庭是婴幼儿最主要的感染来源。新生儿活动范围小，考虑成人传播给患儿的可能性大，且本病例的看护人（奶奶）在患儿起病前有咳嗽症状，支持家庭内传播的观点。故家庭防护至关重要。家长应在相应季节注意自身及患儿的衣物增减，避免着凉。保持居室环境的温湿度，经常清洁台面、地面及门把手，至少每日开窗通风 1 次，每次不少于半小时。如父母及家中的兄弟姐妹有咳嗽、流涕及咽部不适等表现，应当做好呼吸道隔离，与无症状的家庭成员保持距离，夜间分屋入睡。如母亲出现症状，且不影响哺乳，需在哺乳时充分清洁双手及乳头，并戴好口罩，才能喂养婴儿。加强婴幼儿护理，避免因其他因素贻误百白破疫苗接种。

新生儿感染百日咳鲍特菌后症状可不典型，呼吸暂停可以是唯一表现，通常与阵发性咳嗽发作有关，咳嗽数声后即发生屏气、发绀，以致窒息、惊厥或心脏停搏；也可自然发生，可能和迷走神经刺激有关。本患儿初次发生呼吸暂停考虑与咳嗽后误吸有关，后再次发生呼吸暂停考虑与疾病本身有关。有报道称，感染百日咳的新生儿还可出现肺动脉高压或惊厥表现，需要我们在临床中密切关注。

百日咳抗菌治疗首选大环内酯类抗生素，如红霉素、阿奇霉素、罗红霉素或克拉霉素等。绝大多数患者治疗 1 个疗程即可。应用大环内酯类抗生素容易出现异常的心脏电生理活动，如 QT 间期延长、心律失常等，故对于儿童患者应注意监测其心脏情况。

庞琳教授病例点评

本病例重点在于认识新生儿及小婴儿百日咳流行病学、临床特征及诊疗护理特点。我国国家免疫规划疫苗儿童免疫程序（2021 版）规定，无细胞百白破疫苗（DTaP）的免疫程序共 4 剂，其中基础免疫 3 剂，在 3、4、5 月龄分别接种 1 剂，18～24 月龄时加强接种 1 剂。目前尚无 7 岁以上人群使用的 DTaP。由于母体内抗体水平较低，因此婴儿基本上难以获得足够的母传保护性抗体以预防小婴儿百日咳发病，且易发生并发症、发展为重症。呼吸暂停在小婴儿百日咳中多见，尤其在新生儿中更为常见，饮水进食、哭闹、运动、冷空气刺激、咽部检查、注射疼痛等其他非特异性刺激均可反射性引起痉咳发作，甚至是呼吸暂停，故各项医疗护理操作应尽可能集中进行，避免反复刺激。

【参考文献】

1. BERGER J T, CARCILLO J A, SHANLEY T P, et al. Critical pertussis illness in children: a multicenter prospective cohort study. Pediatr Crit Care Med, 2013, 14 (4): 356-365.

2. 王冰. 百日咳患儿临床特点及重症百日咳危险因素分析. 济南：济南大学, 2018.

3. DE SERRES G, SHADMANI R, DUVAL B, et al. Morbidity of pertussis in adolescents and adults. J Infect Dis, 2000, 182 (1): 174-179.

4. 贾举, 袁林, 高薇. 百日咳并发症. 中国当代儿科杂志, 2019, 21 (7): 713-717.

5. CHAN M H, MA L, SIDELINGER D, et al. The California pertussis epidemic 2010: a review of 986 pediatric case reports from San Diego county. J Pediatric Infect Dis Soc, 2012, 1 (1): 47-52.

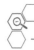

6. SURRIDGE J, SEGEDIN E R, GRANT C C. Pertussis requiring intensive care. Arch Dis Child, 2007, 92（11）：970-975.

7. MATTOO S, CHERRY J D. Molecular pathogenesis, epidemiology, and clinical manifestations of respiratory infections due to Bordetella pertussis and other Bordetella subspecies. Clin Microbiol Rev, 2005, 18（2）：326-382.

8. 中华医学会儿科学分会感染学组,《中华儿科杂志》编辑委员会 . 中国儿童百日咳诊断及治疗建议 . 中华儿科杂志，2017，55（8）：568-572.

（张慧敏　整理）

病例 19
百日咳并发重症肺炎

病历摘要

【基本信息】

患儿，女，2月龄，主因"咳嗽10天，发热1次"入院。

现病史：患儿于入院前10天接触咳嗽的母亲后出现咳嗽，初为单声咳嗽，程度不重，无发热、咳痰、流涕、吐泻等不适，于当地诊所查血常规提示白细胞计数正常，分类以淋巴细胞为主（具体结果不详），考虑普通感冒，给予清热解毒类药物口服。患儿咳嗽无缓解，并逐渐加重，呈阵发性连声咳嗽，每天10余次，偶有颜面潮红，无明显口周青紫、呼吸困难，查胸片提示两肺内带可见斑片状阴影，考虑肺炎，外院予红霉素静脉滴注7天。咳嗽缓解不明显，且加重为阵发性痉挛性咳嗽，每天咳嗽20余次，每次持续2～3分钟不等，伴

笔记

117

明显颜面潮红及口周发绀，可闻及鸡鸣样尾音。1天前发热1次，体温38.5℃，无明显畏寒、寒战，口服退热药物后体温降至正常，未再发热。为求进一步诊治来我院，急诊以"百日咳肺炎"收住入院。

既往史：体健。

个人史：第2胎第1产，胎龄37⁺周，剖宫产出生，出生体重3650 g，无窒息抢救史。生后人工喂养，现2月龄，可逗笑，生长发育正常。生后已接种卡介苗及第一、第二针乙肝疫苗。

【体格检查】

体温36.5℃，心率160次/分，呼吸50次/分，血压80/50 mmHg。精神反应弱，急性病容，呼吸费力，可见鼻扇及三凹征，咽充血，双肺呼吸音粗，可闻及少许细湿啰音，腹部及神经系统查体未见明显异常。

【辅助检查】

入院当天：血常规：WBC 41.31×10^9/L，NE% 24.00%，LY% 68.44%，HGB 116 g/L，PLT 646.40×10^9/L。CRP、PCT正常。心肌酶谱：LDH 373 U/L，CK-MB 98 U/L，HBDH 338 U/L；肝肾功能、电解质大致正常。血气分析：pH 7.302，$PaCO_2$ 46.1 mmHg，PaO_2 94.2 mmHg，SaO_2 97.40%，BE −4.20 mmol/L。

百日咳核酸检测阳性，肺炎支原体抗体IgM阴性，痰培养阴性，流感病毒、呼吸道合胞病毒、腺病毒抗原检测均阴性。

入院后第1天：血常规：WBC 42.40×10^9/L，NE% 32.14%，LY% 57.54%，HGB 101 g/L，PLT 617.40×10^9/L。

入院后第2天：血常规：WBC 58.20×10^9/L，NE% 44.66%，LY% 42.41%，HGB 101 g/L，PLT 550.10×10^9/L。

入院后第3天：血常规：WBC 49.05×10^9/L，NE% 35.84%，

LY% 49.64%，HGB 100 g/L，PLT 541.10×10^9/L。双份血培养提示人葡萄球菌。

【诊断及诊断依据】

诊断：重症百日咳、重症肺炎、脓毒血症、感染性休克、心肺复苏术后。

诊断依据：①患儿为 2 月龄小婴儿，接触了有咳嗽症状的家长后起病，以痉挛性咳嗽为主要表现，咳嗽时伴颜面潮红及口唇发绀，可闻及鸡鸣样尾音，病程中血常规提示白细胞计数明显升高，分类以淋巴细胞为主，入院后百日咳核酸检测阳性，故百日咳诊断成立。患儿病程中出现心血管功能障碍、低氧血症，故诊断为重症百日咳。②患儿年龄小，以咳嗽为主要症状，入院查体提示双肺呼吸音粗，可闻及少许细湿啰音，考虑肺炎诊断成立。患儿入院时即有精神反应弱、呼吸频率增快、呼吸困难表现，故诊断为重症肺炎。③患儿血培养提示人葡萄球菌，病程中出现体温升高、心率加快、血压下降等表现，血常规提示白细胞计数明显升高，中性粒细胞比例较前上升，血气分析提示乳酸升高，故脓毒血症诊断成立。④患儿脓毒血症明确，后出现多器官功能障碍，考虑感染性休克诊断明确。⑤患儿病程中因呼吸衰竭和心力衰竭，给予气管插管、胸外按压及肾上腺素静脉推注，故心肺复苏术后诊断成立。

【治疗经过】

患儿入院后给予心电监护，鼻导管吸氧，阿奇霉素抗感染，沐舒坦静脉滴注、氨溴特罗口服止咳化痰，雾化吸入对症治疗。患儿咳嗽较频繁，每次咳嗽均伴明显憋气，精神反应弱，哭声微弱，予 0.5 L/min 鼻导管吸氧，安静状态下血氧饱和度尚可，咳嗽时血氧饱和度下降明显。入院当天下午再次发生痉咳，表现为双眼凝视、口周青紫，血

笔记

氧饱和度降至 46%，心电监护下心率波动在 190～205 次／分，查体示双肺呼吸音粗，可闻及少许细湿啰音，患儿精神弱，无哭声，予拍背吸痰，痉咳持续不缓解，将氧浓度调至 3 L/min，血氧饱和度可升至 60% 左右，可见较多白色黏痰吸出。继续拍背吸痰，将鼻管氧换成头罩氧，氧浓度调至 10 L/min，血氧饱和度逐渐升至 95% 以上。患儿面色逐渐恢复，口周青紫逐渐转为红润。征得家长同意后当天转 ICU 治疗，继续给予头罩吸氧、阿奇霉素抗感染、磷酸肌酸钠营养心肌、鼻饲配方奶，辅以静脉营养治疗。入院第 2 天凌晨患儿持续痉咳，口唇发绀，三凹征明显，存在呼吸窘迫症状，查血气分析提示Ⅱ型呼吸衰竭、乳酸升高。监测心率 170 次／分，血压 80/55 mmHg，呼吸 72 次／分，血氧饱和度 88%，立即给予气管插管，接呼吸机支持，给予芬太尼及米达唑仑镇痛镇静。当天下午患儿于痉咳后出现潮气量下降、气道峰压升高，不排除导管堵塞可能，心率下降至 55 次／分，血氧饱和度未见明显下降，95% 左右，立即拔除气管插管，给予面罩吸氧，并予肾上腺素 0.2 mg 静脉推注，经口明视下再次置入气管插管，继续呼吸机支持。患儿心率逐渐恢复，后夜间监测心率快，170～190 次／分，痉咳时最高可达 210 次／分，听诊心音低钝，考虑充血性心力衰竭，给予地高辛强心。患儿体温出现波动，复查血常规：WBC 58.2×10^9/L，LY% 42.41%，考虑继发感染可能性大，加用头孢哌酮钠舒巴坦钠。入院第 3 天双份血培养提示人葡萄球菌，加用万古霉素抗感染治疗。入院第 4 天下午患儿体温升至 39.2 ℃，心电监护下心率 182 次／分，血压 75/25 mmHg，呼吸 30 次／分，血氧饱和度 96%，给予对乙酰氨基酚鼻饲退热，盐水 30 mL 静脉滴注。5 分钟后患儿心率由 180 次／分迅速下降至 69 次／分左右，立即给予心外按压，肾上腺素 0.1 mg 静脉推注，2 分钟后心率 189 次／分，血压

92/36 mmHg，呼吸 30 次 / 分，血氧饱和度 95%，床旁血气提示：pH 7.057，$PaCO_2$ 41 mmHg，PaO_2 104 mmHg，SaO_2 95%、BE –19 mmol/L，HCO_3^- 11.6 mmol/L，Lac 11.76 mmol/L。诊断脓毒血症、感染性休克，考虑为严重代谢性酸中毒致心脏骤停，继续万古霉素 + 头孢哌酮钠舒巴坦钠 + 阿奇霉素抗感染，给予 5% 葡萄糖 30 mL 加入 5% 碳酸氢钠 30 mL 静脉滴注纠正酸中毒，同时给予多巴胺升压强心，地塞米松 5 mg 静脉滴注抗炎治疗。查体患儿瞳孔散大，双侧瞳孔直径 3.5 mm，对光反射消失，考虑脑缺血缺氧明显，继续维持血压、保证脑灌注、积极退热处理。后患儿反复多次出现心率下降，反复静脉推注肾上腺素，血压逐渐不能维持，多巴胺逐步上调，并加用米力农减轻心脏负荷，患儿症状无好转。告知家属病情，家属商议后要求自动出院。

【随访】

患儿出院后于家中死亡。

病例分析

研究数据表明 1 岁以下婴幼儿百日咳患者并发症发生率在 20% 左右，而重症肺炎及白细胞增多症是百日咳死亡的危险因素。患者发病早期外周血白细胞计数即明显升高，痉咳期更为明显，达（20 ～ 50）× 10^9/L，甚至 70 × 10^9/L 以上。有研究者认为白细胞明显增高是百日咳毒素在体内累积且具有高活性的表现。儿童白细胞计数 > 50 × 10^9/L 的患者死亡风险高，几乎是正常儿童的 10 倍。百日咳患者白细胞分类以淋巴细胞为主，比例 60% ～ 90%，这是由于百日咳毒素可促使外周血储备池淋巴细胞释放到循环池而使外周血检测中淋巴细胞显著增加。当继发其他细菌感染时，中性粒细胞比例上升，淋巴细胞比例相应下降。本患儿入院时白细胞计数即明显升高，符合百日咳的血象特点，后监测白细胞计数最高达 58.2×10^9/L，此时淋巴细胞比例下降，中性粒细胞比例升高，结合患儿有发热表现，血培养结果回报人葡萄球菌，考虑白细胞计数升高为多重因素所致。

患儿年龄小，病情进展迅速，院外曾应用红霉素 7 天，但咳嗽缓解不明显，应注意百日咳耐药问题。1994 年，美国亚利桑那州首次分离出大环内酯类耐药株；2012—2013 年中国西安的一项研究分离出 16 株百日咳鲍特菌，其中 14 例为红霉素耐药菌株；随后，2015—2016 年首都医科大学附属儿童医院的一项研究报告显示，临床分离的224株百日咳鲍特菌中，大环内酯类耐药菌株占91.1%（204 例），提示大环内酯类耐药鲍特菌在国内可能广泛分布。在这些菌株的 23S rRNA 基因序列均检测到 A2047G 突变，说明 23S rRNA 基因突变是目前百日咳鲍特菌耐药的主要机制。目前认为，磺胺甲基异噁唑 / 甲氧苄啶（SMZ-TMP）是治疗百日咳的二线推荐用药。但因 SMZ-TMP 易形成肾小管结晶，还可与胆红素竞争在血浆蛋白上的结合位点，增加了胆红素脑病发生的风险，故不推荐用于新生儿及小于 2 月龄婴儿。2019 年我国一项单中心研究显示，头孢哌酮 / 舒巴坦和哌拉西林 / 他唑巴坦在体内外均具有抗百日咳鲍特菌活性，可作为对大环内酯类耐药菌株的替代选择。本患儿加用头孢哌酮钠舒巴坦钠时已有多脏器衰竭的表现，鼻咽部百日咳鲍特菌的清除已不能决定预后，并发症如重症肺炎、高白细胞血症、脓毒性休克的积极干预才是首要任务。

患儿由咳嗽逐渐进展为呼吸衰竭、心力衰竭、脓毒性休克，最终放弃治疗，在院时间仅仅 5 天，对临床医生是一个警醒，早期识别百日咳至关重要。

细菌培养是百日咳实验室诊断的金标准，但敏感性相对较低；

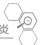

而血清学方法结果滞后，对临床指导意义不大；且很多基层医疗机构并不能进行百日咳病原学检测，再加上百日咳起病时临床症状不典型，更增加了百日咳诊断的难度，这就需要我们通过患者临床症状的"蛛丝马迹"来进行鉴别。综合病例 17 至病例 19，我们可以看出，百日咳一般不发热或仅有低热，除非合并其他病原体感染，鼻涕及痰液为非脓性，如果儿童在无热／低热、非脓性鼻炎、咳嗽的基础上出现呼吸暂停、咳嗽后呕吐、肺炎、鸡鸣样尾音、咳嗽昼轻夜重等症状之一，均应怀疑百日咳的可能。

📋 庞琳教授病例点评

　　本患儿 2 月龄，尚未接种百白破疫苗，起病后白细胞计数明显升高，入院前后应用红霉素及阿奇霉素病情并未得到控制，应注意大环内酯类抗生素耐药的问题，有较多研究表明，国内近年来出现了百日咳耐药株，本患儿病情进展迅速，在院期间未来得及完善百日咳耐药检测，并据此调整治疗，略有遗憾。

　　有研究显示，在 3 月龄及以下百日咳患儿中，肺动脉高压发生率为 11%～39%。重症肺炎及白细胞增多均可引起肺动脉高压，这是因为白细胞计数增高，血液黏度增加，在狭窄的肺小动脉形成血栓，引起肺循环血流的机械性阻塞，从而导致严重低氧血症及血流动力学衰竭，并出现肺动脉高压；且出生早期肺部血管呈高反应性，肺部炎症及缺氧所致急性肺血管痉挛也可能加重肺动脉高压。而肺动脉高压可引起心力衰竭和休克。本患儿白细胞计数高达 $58.20 \times 10^9/L$，是肺动脉高压发生的高危因素，病程中并未监测肺循环压力，今后在救治过程中应注意积极监测。

笔记

【参考文献】

1. AQUINO-ANDRADE A，MARTINEZ-LEYVA G，MERIDA-VIEYRA J，et al. Real-time polymerase chain reaction-based detection of Bordetella pertussis in mexican infants and their contacts：a 3-year multicenter study. J Pediatr，2017，188：217-223. e1.

2. BERGER J T，CARCILLO J A，SHANLEY T P，et al. Critical pertussis illness in children：a multicenter prospective cohort study. Pediatr Crit Care Med，2013，14（4）：356-365.

3. 中华医学会儿科学分会感染学组,《中华儿科杂志》编辑委员会. 中国儿童百日咳诊断及治疗建议. 中华儿科杂志，2017，55（8）：568-572.

4. WANG Z，CUI Z，LI Y，et al. High prevalence of erythromycin-resistant Bordetella pertussis in Xi'an，China. Clin Microbiol Infect，2014，20（11）：O825-O830.

5. 李丽君，袁林，贾举，等. 百日咳致病菌株的药物敏感性和疫苗相关基因型研究. 中国实用儿科杂志，2019，34（8）：660-665.

6. 李丽君，刘莹，贾举，等. 新生儿百日咳致病株抗菌药物敏感性和抗原基因型研究. 中国当代儿科杂志，2019，21（3）：208-213.

7. HUA C Z，WANG H J，ZHANG Z，et al. In vitro activity and clinical efficacy of macrolides，cefoperazone-sulbactam and piperacillin/ piperacillin-tazobactam against Bordetella pertussis and the clinical manifestations in pertussis patients due to these isolates：a single-centre study in Zhejiang Province，China. J Glob Antimicrob Resist，2019，18：47-51.

8. NIEVES D J，HEININGER U. Bordetella pertussis. Microbiol Spectr，2016，4（3）.

9. 王宗润，米荣. 百日咳研究现状. 当代医学，2018，24（6）：174-177.

10. 姚开虎，李丽君. 重症百日咳的诊断及其死亡风险因素研究进展. 中华实用儿科临床杂志，2019，34（22）：1681-1685.

（张慧敏 整理）

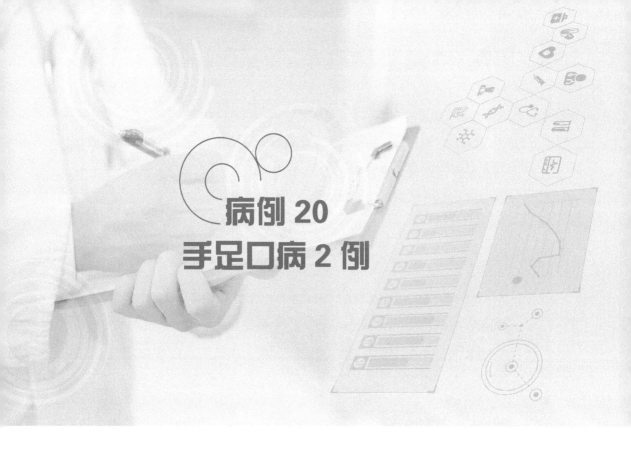

病例 20
手足口病 2 例

病历摘要 – 患者 A

【基本信息】

患儿，男，2 岁 7 个月，主因"发热 3 天，皮疹 1 天"急诊入院。

现病史：入院前 3 天患儿开始发热，体温最高 38.5 ℃，伴有流涕，无咳嗽，无气促，无恶心、呕吐，无腹痛、腹泻，无易惊及肢体抖动，无头痛、嗜睡等不适。1 天前手足出现散在红色丘疹，口腔出现疱疹。口服对乙酰氨基酚，仍反复发热，热峰 3 ～ 4 次 / 日，最高 39.0 ℃，遂就诊于我院，急诊以"手足口病"收住入院。患儿自起病以来，精神不振，食欲可，入眠宁，尿便正常。

流行病学史：1 周前曾接触过手足口病患儿。

既往史：体健。

个人史：第1胎第1产，自然分娩，出生体重2800 g，母乳喂养，生长发育正常，未接种过手足口病疫苗。

【体格检查】

体温39.2 ℃，脉搏120次/分，呼吸28次/分，血压93/60 mmHg。神志清楚，精神反应好，皮肤弹性好，全身浅表淋巴结未触及异常肿大。咽部充血，口腔颊黏膜可见少许疱疹，双手心、足心可见散在数枚红色斑丘疹及小疱疹，心肺腹查体无异常，四肢、关节未见异常，活动无受限，四肢肌力、肌张力正常，生理反射存在，病理征阴性。

【辅助检查】

血常规：WBC 12.3×10^9/L，NE% 46.3%，LY% 47.0%，RBC 4.68×10^{12}/L，HGB 123.0 g/L，PLT 307.0×10^9/L。PCT 0.05 ng/mL。CRP 13.0 mg/L。急诊肝功能：ALT 11.6 U/L，AST 29.8 U/L，TBIL 8.3 μmol/L，DBIL 2.1 μmol/L，ALB 35.8 g/L。电解质＋肾功能＋血糖：未见异常。心肌酶谱：LDH 276 U/L，CK 74 U/L，CK-MB 34 U/L，HBDH 335 U/L。（咽部）通用型肠道病毒核酸检测阳性，EV71核酸检测阴性，CA16核酸检测阳性。水痘病毒抗体IgM阴性。TORCH系列均阴性。肺炎支原体抗体测定阴性。

【诊断及诊断依据】

诊断：手足口病（普通型）。

诊断依据：患儿为幼儿，急性起病，发病前1周有手足口病患儿的密切接触史，临床以发热、皮疹为主要表现，皮疹分布在双手及足部，为红色斑丘疹、小疱疹，口腔有疱疹，咽试子CA16核酸检测呈阳性，考虑诊断手足口病明确。患儿病程中无嗜睡、烦躁、精神差、恶心、呕吐、头痛、易惊、肢体抖动、气促或呼吸困难、末梢发凉等重症患者常见表现，监测心率、血压、血氧饱和度及血糖等指标均无明显异常，故考虑患儿为手足口病（普通型）。

【治疗经过】

入院后密切监测患儿的生命体征及血糖、血氧饱和度等变化。患儿高热时予以退热药口服对症退热，纳差时予以补液对症及营养支持治疗，并予以患儿重组人干扰素-α雾化吸入抗病毒、小儿豉翘清热颗粒口服清热解毒等综合治疗。患儿体温逐渐恢复正常，皮疹消退，无结痂，住院5天病情好转出院。

【随访】

出院1周后随访复诊，患儿无不适表现，精神反应好，查体无异常。

📋 病历摘要 - 患者B

【基本信息】

患儿，女，3个月，主因"皮疹2天，纳差1天"入院。

现病史：入院前2天患儿无明显诱因手、足出现2枚红色小丘疹，家长自认为是蚊虫叮咬所致，予以外涂药物对症治疗，皮疹无明显增多，未见抓挠。1天前患儿出现纳差，有拒奶现象，奶量降至平日量1/3。吃奶时有哭闹，偶有溢奶，无明显呕吐，无呛咳，有流涎增多，无发热，无鼻塞、流涕，无腹泻，无易惊及肢体抖动，无嗜睡等不适。至外院就诊，发现患儿口腔有1枚红色小疱疹，怀疑"手足口病"转至我院。患儿自起病以来，精神尚可，食纳差，睡眠欠佳，易哭闹，尿便正常。

流行病学史：发病前2周内否认手足口病患儿密切接触史。

既往史：体健。

个人史：第2胎第2产，剖宫产娩出，出生体重3600 g，人工喂养，生长发育正常，未接种过手足口病疫苗。

【体格检查】

体温36.8℃，脉搏114次/分，呼吸30次/分，血压80/55 mmHg。神志清楚，精神可，皮肤弹性好，右手心及左足背各可见1枚红色小丘疹，无疱疹。全身浅表淋巴结未触及异常肿大。咽部充血，左侧咽腭弓处可见1枚小疱疹，周围有红晕，心肺腹及神经系统查体无异常。

【辅助检查】

血常规：WBC 3.4×10^9/L，NE% 44.3%，LY% 47.1%，RBC 3.9×10^{12}/L，HGB 118.2 g/L，PLT 307.0×10^9/L。PCT ＜ 0.05 ng/mL。CRP 1.2 mg/L。急诊肝功能：ALT 11.6 U/L，AST 29.8 U/L，TBIL 8.3 μmol/L，DBIL 2.1 μmol/L，ALB 35.8 g/L。电解质＋肾功能＋血糖：未见异常。心肌酶谱：LDH 295.0 U/L，CK 109 U/L，CK-MB 29.9 U/L，HBDH 225 U/L。（咽部）通用型肠道病毒核酸检测阳性，EV71及CA16核酸检测均阴性。血清柯萨奇病毒抗体IgM弱阳性反应。TORCH系列均阴性。麻疹抗体IgM阴性。风疹抗体IgM阴性。肺炎支原体抗体测定阴性。

【诊断及诊断依据】

诊断：手足口病（普通型）。

诊断依据：患儿为小婴儿，急性起病，发病前无明确手足口病患儿密切接触史，以皮疹、纳差为主要表现。皮疹分别在手足及口腔。病程中无发热，无明显恶心、呕吐、腹泻等表现，也无呼吸系统、神经系统等异常症状及体征。血常规、CRP及PCT等指标均提示病毒性感染，（咽部）通用型肠道病毒核酸检测阳性，血清柯萨奇

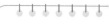

病毒抗体 IgM 弱阳性反应，故诊断为手足口病（普通型）。

【治疗经过】

入院后密切监测患儿的生命体征及血糖、血氧饱和度等变化。予以生理盐水清洗口腔、开喉剑喷雾剂喷口腔等治疗，加强口腔护理。同时予以维生素 C 静脉滴注及补液对症支持等综合治疗，患儿皮疹消退，吃奶增加，无其他异常表现，住院 6 天病情好转出院。

【随访】

出院 1 周后随访复诊，患儿无不适表现，精神反应好，查体无异常。

病例分析

手足口病是由肠道病毒所引起的一种急性传染病。典型病例常见的症状为发热伴皮疹，有部分患儿仅表现为皮疹或疱疹性咽峡，无发热。皮疹多见于手、足、口腔及臀部等部位。典型皮疹表现为斑丘疹、丘疹、疱疹。皮疹周围有炎性红晕，疱疹内液体较少，不疼不痒，皮疹恢复时不结痂、不留疤。有极少数患儿皮疹呈大疱样。患儿 A 具备典型的手足口病临床特征，即发热伴皮疹，皮疹出现的部位及皮疹的特点也符合手足口病典型皮疹改变。而患儿 B 的临床表现则不够典型，只有皮疹不伴发热，皮疹少且不典型，而纳差、拒奶表现较突出。当患儿临床症状、体征不典型时，需要与一些儿童常见的出疹性疾病相鉴别，如幼儿急疹、麻疹、风疹、猩红热、丘疹性荨麻疹、水痘、川崎病等，根据病史特点、病原学检测、血清学检测等项目可鉴别。手足口病普通型患儿的治疗主要是对症支持，目前尚无特效抗肠道病毒药物。研究显示，干扰素 - α 喷雾或雾

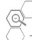
化、利巴韦林静脉滴注，早期使用可有一定疗效，若使用利巴韦林应注意其不良反应和生殖毒性。因肠道病毒属于小 RNA 病毒，不应使用抗 DNA 病毒的药物，如阿昔洛韦、更昔洛韦、单磷酸阿糖腺苷等。治疗后，手足口病普通型的患儿一般预后良好。

赵扬教授病例点评

在手足口病患儿中，普通型占主要部分。根据发病特点、流行病学史、常规实验室检查，如患儿 A 这一类典型的手足口病病例一般不难诊断。这两例病例重点说明的是部分普通型患儿，特别是小婴儿（如患儿 B），手足口病的临床表现常常不典型，也常常询问不到明显的传染病接触史，容易漏诊或误诊。在流行季节，当婴儿出现发热、精神差、异常哭闹、食欲下降等表现时，需考虑到手足口病，查体要仔细，并尽快完善病原学检测，尽早明确诊断。年龄越小的儿童，病情变化越快，故及时诊断并加强病情监测是治疗中的一个重要环节。

【参考文献】

1. 中华人民共和国国家卫生健康委员会. 手足口病诊疗指南（2018 年版）. 中华临床感染病杂志，2018，11（3）：161-166.

2. QIAN S Y, LI X Y. A ten- year review of the prevalence, diagnosis and treatment of Hand- foot-mouth disease in China. Chinese Journal of Pediatrics, 2018, 56（5）: 321- 323.

（杨洪玲　整理）

笔记

病例 21
手足口病并发病毒性脑炎

病历摘要

【基本信息】

患儿，女，5岁2个月，主因"发热4天，皮疹伴头痛2天"急诊入院。

现病史：入院前4天患儿无明显诱因出现发热，体温最高38.5 ℃，无流涕、咳嗽，无呕吐、腹痛、腹泻，无皮疹。2天前发现双手足出现红色皮疹，口腔出现溃疡，伴头痛，就诊于当地医院，诊断手足口病，予口服抗病毒药物对症治疗。入院前1天患儿体温最高升至39.2 ℃，热峰4次/日，精神差，头痛加重，伴恶心，呕吐2～3次，呕吐物为胃内容物，每次量不多，就诊于当地儿童医院，给予甘露醇、利巴韦林、头孢哌酮、地塞米松等药物静脉滴注

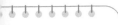
治疗（具体用法不详）。入院当日患儿体温下降，最高 37.4 ℃，头痛
无好转，伴有易惊及肢体抖动，为进一步诊治，就诊于我院，急诊
以"手足口病重症、脑炎？"收入我科。患儿自起病以来，精神、食
纳欠佳，睡眠欠佳，尿便正常。

流行病学史：否认手足口病患儿接触史。

既往史：1 个月前曾患大叶性肺炎，于当地医院治疗后痊愈。否
认手术、外伤史，否认食物、药物过敏史。否认家族遗传病病史。

个人史：第 1 胎第 1 产，胎龄 39 周，自然分娩，无窒息复苏
抢救史，出生体重 3850 g。生后混合喂养，生长发育同正常同龄儿，
未接种过手足口病疫苗。

【体格检查】

体温 37.4 ℃，脉搏 115 次 / 分，呼吸 25 次 / 分，血压 101/60 mmHg。
神志清楚，精神反应差，易惊。双手足可见散在红色小丘疹，全身浅
表淋巴结未触及异常肿大。右上颚可见一枚直径约 0.3 mm 大小溃疡，
咽部充血，可见 2 ～ 3 枚疱疹，双侧扁桃体无肿大，未见脓性分泌物。
颈软无抵抗，心肺腹查体未见异常。偶见肢体抖动，四肢肌力、肌张
力正常，生理反射存在，病理征阴性，四肢末梢暖，CRT 小于 2 秒。

【辅助检查】

入院前 1 日（当地医院）：血常规：WBC 5.22×10^9/L，NE%
63.3%，LY% 29%，HGB 135 g/L，PLT 284×10^9/L。

入院后检查：血常规：WBC 5.38×10^9/L，NE% 56.64%，LY%
34.64%，HGB 126.00 g/L，PLT 359.00×10^9/L。PCT：0.09 ng/mL。
CRP 9.6 mg/L。急诊肝功能：ALT 12.3 U/L，AST 20.7 U/L，TBIL
6.5 μmol/L，DBIL 2.4 μmol/L，ALB 44.2 g/L。电解质 + 肾功能 + 血糖：
未见异常。q8h 监测血糖波动在 4.6 ～ 6.9 mmol/L。心肌酶谱各项正

常。（咽部）通用型肠道病毒核酸检测阳性，EV71 核酸检测阳性，CA16 核酸检测阴性。水痘病毒抗体 IgM 阴性。TORCH 系列均阴性。肺炎支原体抗体测定阴性。第 1 次脑脊液检查（入院第 1 天）：脑脊液压力 220 mmH$_2$O；脑脊液常规：外观透明，总细胞数 105 个 /μL，白细胞数 85 个 /μL，单核细胞 33%，多核细胞 67%；脑脊液生化：蛋白 22.5 mg/dL，糖 4.21 mmol/L，氯化物 126.4 mmol/L；脑脊液细菌 + 真菌培养：无细菌及真菌生长；脑脊液涂片：未见细菌；墨汁染色及抗酸染色均阴性；乙脑病毒 IgM 抗体阴性。第 2 次脑脊液检查（入院第 6 天）：脑脊液压力 125 mmH$_2$O；脑脊液常规：外观透明，总细胞数 5 个 /μL，白细胞数 2 个 /μL；脑脊液生化：蛋白 24.6 mg/dL，糖 4.4 mmol/L，氯化物 125.2 mmol/L。胸片：未见明显异常。头颅 MRI：未见明显异常。

【诊断及诊断依据】

诊断：手足口病（重型）。

诊断依据：患儿为学龄前儿童，夏季急性起病，临床主要表现为发热、皮疹，皮疹分布在手、足，为红色小丘疹，口腔内可见溃疡，咽部见疱疹，根据皮疹特点，结合 EV71 核酸检测阳性，诊断"手足口病"明确。患儿病程中有精神差、头痛、恶心、呕吐等症状，并有易惊、肢体抖动等体征，结合脑脊液压力升高，脑脊液常规、生化结果呈病毒性脑炎的特点，故考虑合并病毒性脑炎，因此该病例患儿临床分型属于重型。

【治疗经过】

一般治疗：入院后密切监测患儿病情，关注其精神、意识状态，生命体征变化及血糖变化。经监测提示患儿心率、呼吸及血压均波动在正常范围，血糖波动基本正常。及时完善腰椎穿刺检查。

病因及对症支持治疗：予以重组人干扰素-α雾化吸入抗病毒治疗；甘露醇脱水降颅压、静脉滴注丙种球蛋白调节免疫、补液纠正电解质酸碱失衡、营养神经等对症支持治疗。高热时予以退热药口服退热；保持患儿安静，烦躁、易惊明显时予以水合氯醛口服或灌肠治疗。

经上述治疗后，患儿体温逐渐恢复正常，恶心、呕吐症状消失，头痛缓解，易惊及肢体抖动消失。复查腰椎穿刺，脑脊液压力正常，脑脊液白细胞数降至正常。住院8天好转出院。

【随访】

出院1个月后随访复诊，患儿无不适表现，精神反应好，查体无异常。

病例分析

手足口病是儿童常见的一种急性感染性疾病，引起手足口病的肠道病毒有20多种（型），以柯萨奇病毒A组16型（CoxA16）、肠道病毒71型（EV71）多见。多发生于学龄前儿童。主要通过消化道、呼吸道和密切接触等途径传播。主要表现为手、足、口腔、臀部等部位的斑丘疹、疱疹，少数病例可出现脑膜炎、脑炎、脑脊髓炎、肺水肿、循环障碍等，多由EV71感染引起。临床分型可分为普通型、重型和危重型。危重型病例应给予高度警惕，临床上有少数危重症患儿病情进展快，可导致患儿死亡，致死原因主要为脑干脑炎及神经源性肺水肿。本病例EV71核酸检测阳性，提示该患儿感染的病原是容易导致重症手足口病的一类病原。结合患儿有反复高热、恶心、呕吐、头痛、易惊，偶有肢体抖动等表现，考虑患儿为重型病例，且高度怀疑合并脑炎，应及时完善腰椎穿刺，明确脑炎性质，区分是病毒性感染还是细菌性感染。本病例在排除细菌性感染后，主要针对颅高压，予以降颅压治疗。同时予以抗病毒及其他对症支持治疗，保持内环境稳定。此外，在明确是病毒性脑炎的基础上，还要注意排除其他病毒，如流行性乙型脑炎病毒、单纯疱疹病毒、巨细胞病毒等感染所致脑炎的可能性。如果患儿皮疹以小疱疹为主，还需注意与水痘病毒感染相鉴别。

患儿未接种过手足口病疫苗，化验提示本次感染的病毒为EV71，而目前的手足口病疫苗主要是 EV71 灭活疫苗，故接种手足口病疫苗对预防重症手足口病有积极意义。

王彩英教授病例点评

本病例的重点及难点在于重型及危重型手足口病患儿的早期识别，这是重型及危重型病例救治成功的关键。需要熟练掌握危重症患儿的临床特点，如具有以下特征，尤其是 3 岁以下的患儿，有可能在短期内发展为危重型病例：①持续高热不退；②精神差、呕吐、易惊、肢体抖动、无力；③呼吸、心率增快；④出冷汗、末梢循环不良；⑤高血压；⑥外周血白细胞计数明显增高；⑦血糖升高。及早甄别出此类患儿，能够及时阻断病程的进展。本病例在病程中出现了符合第 2 条的相关表现，提示这是一例重型病例，故我们在观察病情变化方面加强了监测，早期做出了正确的诊断，治疗上更加积极，除了抗病毒、控制颅高压外，还运用了丙种球蛋白调节免疫治疗。综合治疗对于阻断病程进展起到了积极的作用，最终患儿恢复良好，为治疗这类重症手足口病患儿积累了成功的经验。

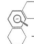
【参考文献】

1. 中华人民共和国国家卫生健康委员会 . 手足口病诊疗指南（2018 年版）. 中华临床感染病杂志，2018，11（3）：161-166.

2. QIAN S Y，LI X Y. A ten- year review of the prevalence，diagnosis and treatment of Hand-foot-mouth disease in China. Chinese Journal of Pediatrics，2018，56（5）：321- 323.

3. WANG Y H，ZHAO H，OU R，et al. Epidemiological and clinical characteristics of severe hand-foot-and-mouth disease（HFMD）among children：a 6-year population-based study. BMC Public Health，2020，20（1）：801.

（杨洪玲 整理）

病例 22
肠道病毒感染致多形性红斑

病历摘要

【基本信息】

患儿，男，4个月，因"发热、皮疹1天"入院。

现病史：入院前1天患儿无明显诱因出现发热，最高体温约38℃，相继在双足、面部及四肢出现皮疹，为红色丘疹、丘疱疹，无搔抓，就诊于北京某医院诊断为手足口病，应用利巴韦林喷剂等治疗1天，仍发热，体温最高达38.6℃，皮疹增多，多为大片红色斑丘疹，部分融合，为进一步诊治入我院。

个人史：第2胎第2产，孕39⁺周自然分娩，出生体重3300 g，娩出过程顺利，无窒息抢救病史，人工喂养，未添加辅食。

既往史：体健，无过敏史。

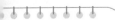
【体格检查】

体温 38.2℃，脉搏 148 次 / 分，呼吸 28 次 / 分，血压 84/45 mmHg。发育正常，神志清，精神不振，全身皮肤黏膜颜色正常，无黄染，头面部、躯干、四肢、臀部及手足心均可见红色斑丘疹，头面部及四肢较密集，未见淤点、淤斑及皮下出血，全身浅表淋巴结未触及异常肿大，口周无发绀，口腔上颚可见小片状黏膜充血，无疱疹及溃疡，未见 Koplik 斑，双侧扁桃体略充血，无肿大，未见脓性分泌物，颈软无抵抗，双肺呼吸音清，未闻及干湿性啰音，心音有力，心律齐，未闻及杂音，腹软，肝脾未触及肿大，四肢肌力、肌张力正常，病理征阴性。

【辅助检查】

入院时：血常规：WBC 10.15×10^9/L，NE% 48.74%，LY% 41.60%，HGB 126.00 g/L，PLT 337.00×10^9/L；生化：ALT 41.6 U/L，AST 37.3 U/L。CRP 10.6 mg/L，PCT 0.07 ng/mL。

入院第 4 天：血常规：WBC 4.65×10^9/L，NE% 34.84%，LY% 59.41%，HGB 114.00 g/L，PLT 74.00×10^9/L，异型淋巴细胞 4%；生化：ALT 50.6 U/L，AST 41.3 U/L。CRP 33.3 mg/L，PCT 0.08 ng/mL。通用型肠道病毒核酸检测阳性，EV71 及 CA16 病毒核酸检测阴性。单纯疱疹病毒 Ⅰ 型、Ⅱ 型 IgM 阴性。

入院第 8 天：血常规：WBC 16.10×10^9/L，NE% 42.64%，LY% 41.94%，HGB 97.00 g/L，PLT 864.00×10^9/L；CRP 28.8 mg/L，PCT 0.09 ng/mL。口腔分泌物细菌学培养回报阴沟肠杆菌，血培养阴性。

【诊断及诊断依据】

诊断：手足口病（重型）、多形性红斑。

诊断依据：①患儿为婴儿，秋冬季急性起病，表现为发热、皮疹，手、足、臀部首先出现红色丘疹、丘疱疹样皮疹，通用型肠道病毒核酸检测阳性，支持手足口病诊断，患儿年龄小、持续高热、精神差、皮疹严重，故诊断重症。②患儿手足口病病程中，皮疹明显增多、泛化至全身，同期皮疹形态多种多样，伴有眼结膜、口腔黏膜损害，符合上述特点，经皮肤科会诊，多形性红斑诊断明确。

【治疗经过】

入院后给予干扰素雾化、维生素 C 静脉滴注、丙种球蛋白静脉滴注及支持对症治疗。入院当日患儿持续高热，最高体温达 40 ℃，无畏寒及惊厥发作，全身皮疹显著增多，以头面部、四肢及手足心皮疹较密集，原有斑丘疹融合成片，呈暗红色，同时新发较多水疱疹，疱壁薄、疱液澄清，部分破溃，双眼可见少许黄色分泌物，球结膜充血，口唇黏膜糜烂蜕皮，咽部无充血，牙龈黏膜上覆少许白色膜状物，不易拭去，结合皮肤科、眼科会诊意见，诊断手足口病重型，合并多形性红斑，Steven-Johnson 综合征不除外，加甲泼尼龙 1 ～ 2 mg/（kg·d）静脉输入，并给予静脉补液、皮肤护理等治疗，入院后 4 ～ 6 天皮疹达到高峰，较多疱疹破溃，仍有反复高热，复查血常规提示白细胞较前增高，口腔分泌物细菌学培养回报阴沟肠杆菌，继续给予丙种球蛋白静脉滴注、头孢美唑抗感染及其他对症治疗，甲泼尼龙逐步减量，至入院第 11 ～ 12 天体温逐渐降至正常，无新增皮疹，陈旧皮疹干燥、结痂，部分痂皮脱落，口腔分泌物明显减少，停用甲泼尼龙。入院第 14 天，停用丙种球蛋白，因血小板显著增高予口服双嘧达莫。入院 22 天治愈出院。

病例分析

儿童呼吸系统疾病中，约 90% 由病毒感染引起，其中手足口病（hand-foot-mouth disease，HFMD）是以肠道病毒 71 型（enterovirus 71，EV71）和柯萨奇病毒 A16 型（Coxsackievirus A16，Cox A16）为主的多种肠道病毒引起的常见感染性疾病，被列入法定传染病（乙类），其发病率近年一直居于所有法定报告传染病首位。5 岁以下儿童尤其易感。通常症状轻微，预后良好，但少数患儿可并发神经系统症状及心肺系统并发症，甚至可导致死亡。有研究表明，发病年龄在 0～3 岁的幼儿、居住在近郊区、EV71 和其他肠道病毒感染等是 HFMD 重症的危险因素，在临床救治时应高度重视，加强婴幼儿 EV71 病原学检测及疫苗接种对及早识别重症和降低重症发生率都有重要意义。

多形性红斑为急性炎症性皮肤病，春秋季好发，多发于儿童和青年女性，有自限性，皮疹多形，有红斑、丘疹、风团、水疱等，特征性皮损为靶形损害即虹膜状皮疹，有不同程度黏膜损害，少数有内脏损害。本例手足口病患儿的皮疹符合以上特点，伴有眼结膜充血、分泌物增多及口唇黏膜损害（图 22-1 至图 22-3）。

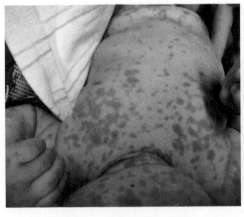

图 22-1　皮肤红斑、丘疹

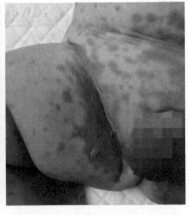

图 22-2　皮肤片状红斑、水疱

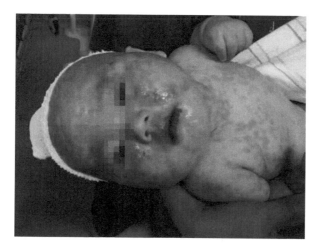

图 22-3　颜面片状斑丘疹、皮肤破损，结膜及口唇黏膜损害

本病病因复杂，感染为常见病因，细菌、立克次体、支原体、螺旋体、病毒、真菌、寄生虫等各种病原体感染均有可能，其中以单纯疱疹感染较常见，肠道病毒感染所致少见报道；药物因素也为主要病因，多种药物可致敏，其中以磺胺类、青霉素类、非激素抗炎药、抗癫痫药等较为常见；部分患者是接触了某些特定的植物或者物品而致敏；另外，有些结缔组织疾病、血管炎、血液病、恶性肿瘤及其他一些理化因素，也是本病诱因。重症多形红斑型药疹在临床上发病率低，病情重，死亡率约为 5%，主要与疾病相关的病理性自身抗体和补体介导的免疫损害等原因有关。该病例单纯疱疹病毒 IgM 阴性，无相关用药史，无结缔组织疾病病史，肠道病毒感染明确，故考虑系肠道病毒感染诱发多形性红斑。

治疗方面，首先是针对病因的治疗，去除致敏因素，控制相关的病原体感染；另外是皮肤、黏膜损害的局部治疗，减轻损害，防止继发感染；对于重型病例，临床上常采用大剂量糖皮质激素和免疫抑制剂治疗，抑制全身性的血管炎症反应，但往往出现一些严重的不良反应。近年来应用大剂量静脉注射免疫球蛋白治疗该病取得了满意疗效，其作用机制主要为静脉注射免疫球蛋白中含有正常人体表达的各种抗体，可抑制因疾病过度产生的病理性自身抗体，抑制补体介导的免疫损害，并能中和超抗原，抑制超敏反应；此外，其中富含的广谱抗细菌和抗病毒活性的 IgG 抗体，能够增强机体的免疫功能，起到预防感染的作用，这也正是本病例中应用静脉注射免疫球蛋白治疗重症手足口病的用药机制。

本患儿手足口病病程中皮疹加重为多形性红斑，通用型肠道病毒核酸检测证实肠道病毒感染，通过仔细梳理病史，排除过敏、药物、细菌感染、其他疾病等因素，考虑与肠道病毒感染有关。针对手足口病重型、多形性红斑，主要予干扰素雾化、丙种球蛋白静脉滴注、甲泼尼龙冲击治疗及其他支持、对症治疗。

📋 庞琳教授病例点评

本病例的难点在于手足口病病程中持续高热、皮疹显著加重，伴有双眼结膜充血、口腔黏膜损害，需与小儿川崎病、Steven-Johnson 综合征进行鉴别诊断；治疗上，除针对原发病手足口病重型的治疗以外，丙种球蛋白、甲泼尼龙的冲击治疗对于调节免疫、控制免疫功能过强造成的脏器损害有重要意义；护理上，着重对大量皮疹破溃、表皮剥脱的创面进行护理，防止继发感染，促进创面愈合。

本例患儿肠道病毒感染后出现多形性红斑，考虑可能是由于感染肠道病毒后机体出现了由免疫复合物介导的血管炎性反应，本病例提示肠道病毒感染后除出现手足口病的典型临床表现外，还可激发机体的变态反应。故接诊医生应该拓展诊疗思路，详细询问病史，提高对疾病的诊断和鉴别能力，避免误诊、误治。

笔记

【参考文献】

1. 李昊天，王小莉，王全意，等．手足口病重症及死亡病例基本特征概述．国际病毒学杂志，2018，25（2）：139-142.

2. 王小莉，李昊天，安志杰，等．北京市 2011-2017 年手足口病重症病例流行特征和危险因素．中国疫苗和免疫，2019，25（1）：59-62，67.

3. 于涓．静脉注射人免疫球蛋白联合糖皮质激素治疗重症多形红斑型药疹二例．中国麻风皮肤病杂志，2017，33（1）：11，28.

4. 张玉凤，符佳，徐鹏飞，等．手足口病并发多形红斑一例．中华实验和临床感染病杂志（电子版），2018，12（5）：518-520.

（何明　整理）

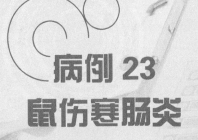

病例 23
鼠伤寒肠炎

病历摘要

【基本信息】

患儿，男，5⁺月，因"腹泻、发热6天"急诊入院。

现病史：患儿于入院前6天无明显诱因开始腹泻，6～8次/日，黄色稀水便，无黏液脓血，伴发热，最高体温39 ℃左右，无咳嗽、流涕及呕吐，外院先后给予利巴韦林、头孢孟多静脉输入3天，未见好转，最高体温升至40 ℃，伴全身抽搐发作，表现为双眼凝视，牙关紧闭，面色发绀，四肢僵直抖动，予以苯巴比妥镇静止惊后，以"休克、代谢性酸中毒、低钠血症"等转至该院PICU抢救治疗，进一步予以扩容、纠酸、抗休克，头孢哌酮钠舒巴坦钠抗感染等治疗，完善脑脊液常规、生化检查及头颅CT检查未见明显异常，便培

笔记

养结果提示鼠伤寒杆菌，遂于入院前 1 天转至当地传染病医院，予以亚胺培南等药物治疗 1 天，为进一步诊治转来我院。入院前当日体温最高 38.7 ℃，腹泻 10 余次，大便呈黄色稀水样，入院前 6 小时尿量 400 mL 左右。

流行病学史：否认不洁饮食史，否认输血史。于河北省出生及居住，到内蒙古探亲期间患病。

既往史：患病前 2 周曾患幼儿急疹。

个人史：第 1 胎第 1 产，出生体重 3500 g，自然分娩，混合喂养，4$^+$ 月龄开始添加辅食。

【体格检查】

体温 37 ℃，脉搏 130 次 / 分，呼吸 32 次 / 分，血压 99/69 mmHg。发育正常，营养良好，神志清楚，精神正常，急性病容，自动体位，查体不合作，全身皮肤黏膜颜色正常，无黄染，皮肤弹性正常，未见皮疹，未见淤点、淤斑及皮下出血，全身浅表淋巴结未触及异常肿大。头颅无畸形，前囟平，眼窝无凹陷，哭时有泪，口唇略干，咽部略红，扁桃体无肿大，颈部无抵抗，双肺呼吸音略粗，未闻及干湿性啰音，心音有力，律齐，腹部软，肝肋下 2 cm，脾未触及，触诊无异常哭闹，肠鸣音活跃，6 ～ 7 次 / 分，四肢肢端稍凉，皮肤无发花，CRT 小于 2 秒。病理征阴性。

【辅助检查】

入院前（外院）：便常规：RBC 0 ～ 2/HPF，WBC 1 ～ 3/HPF；便培养：鼠伤寒杆菌。腹部彩超：肠系膜散在肿大淋巴结，腹腔、盆腔未见积液及异常包块。生化：ALT 295 U/L，AST 451 U/L。CRP 161.2 mg/L，PCT 11.59 ng/mL。

入院时：CRP 65.4 mg/L，PCT 12.15 ng/mL，血培养阴性，血清

肥达反应阴性。便常规：外观黄色软便，镜检阴性，潜血阴性；便培养：未见致病菌，便涂片未见酵母菌；轮状病毒抗体阴性。血气分析：pH 7.339，Na^+ 133.00 mmol/L，K^+ 3.05 mmol/L，BE −6.60 mmol/L，HCO_3^- 18.50 mmol/L，$PaCO_2$ 4.69 kPa，PaO_2 10.82 kPa，SaO_2 97.20%，TCO_2 17.60 mmol/L。

入院第 3 天：CRP 25.4 mg/L，PCT 1.50 ng/mL。便培养：未见致病菌；便涂片：未见酵母菌。

入院第 5 天：PCT 3.28 ng/mL。便培养：未见致病菌；便涂片：未见酵母菌。血气分析：pH 7.398，Na^+ 133.10 mmol/L，K^+ 3.79 mmol/L，BE −5.20 mmol/L，HCO_3^- 18.90 mmol/L，$PaCO_2$ 4.19 kPa，PaO_2 11.27 kPa，SaO_2 97.40%，TCO_2 18.10 mmol/L。

出院前（入院第 11 天）：PCT 0.06 ng/mL。

住院期间血常规、生化、电解质结果详见表 23-1 至表 23-3。

表 23-1 入院当日至出院前血常规（主要指标）动态变化

	RBC（×10^{12}/L）	HGB（g/L）	WBC（×10^9/L）	NE（×10^9/L）	NE（%）	LY（×10^9/L）	LY（%）	PLT（×10^9/L）
D1	3.62	96.0	7.63	4.68	61.44	1.83	24.04	279.0
D3	3.3	92.4	9.55	5.04	52.84	2.97	31.14	197.0
D5	3.27	84.3	15.2	9.91	65.19	4.21	27.72	190.6
D11	3.35	88.5	7.53	2.3	30.61	4.66	61.88	206.4

表 23-2 入院当日至出院前血生化（主要指标）动态变化

	ALT（g/L）	AST（g/L）	TBIL（μmol/L）	DBIL（μmol/L）	TP（g/L）	ALB（g/L）	LDH（g/L）	CK-MB（g/L）
D1	263.0	372.6	5.2	1.9	50.5	25.4	301.0	21.0
D5	67.1	45.7	13.4	7.3	54.4	35.3	283.1	
D11	39.6	44.7	8.1	3.9	56.1	33.5	283.3	

笔记

表 23-3　入院当日至出院前血电解质（主要指标）动态变化

	K⁺ (mmol/L)	Na⁺ (mmol/L)	Cl⁻ (mmol/L)	Ca²⁺ (mmol/L)	Mg²⁺ (mmol/L)	BUN (mmol/L)	Cr (mmol/L)	CO₂ (mmol/L)
D1	3.37	128.4	97.9	2.06	0.95	0.97	19.5	20.7
D5	5.06	136.6	103.4	2.29	0.91	0.82	20.0	20.4
D11	4.83	141.4	107.6	2.35	0.95	0.55	17.0	23.1

【诊断及诊断依据】

诊断：感染性腹泻：鼠伤寒沙门菌感染（胃肠炎型）；肝损害；代谢性酸中毒；惊厥原因待查。

诊断依据：①由鼠伤寒沙门菌引起的胃肠道感染，是常见的沙门菌感染类型之一，多发生于婴幼儿。临床上以急性起病，发热、恶心、呕吐和腹泻为特征。患儿为婴儿，夏季急性起病，表现为发热、腹泻，大便为黄绿色稀水样，无黏液脓血，伴惊厥、休克，全身感染中毒症状重，WBC、CRP 及 PCT 等感染指标升高，细菌感染所致腹泻明确，结合外院便培养检出鼠伤寒杆菌，因此鼠伤寒沙门菌感染诊断明确。②患儿病程中肝功能检查提示 ALT 及 AST 均显著高于正常，随着感染性腹泻得到控制逐渐降至正常，同时结合流行病学史和其他实验室检查排除其他病原体感染和肝损伤因素，鼠伤寒沙门菌感染所致的肝损害诊断可明确。③患儿感染性腹泻病程中，外院及入院后多次动脉血气分析呈现 pH < 7.35、BE < –3 mmol/L、HCO_3^- < 22 mmol/L，结合病史，代谢性酸中毒诊断明确。④患儿病程中于外院曾惊厥大发作，镇静止惊后外院查脑脊液常规、生化未发现异常（具体结果不详），头颅 CT 未发现异常，随着鼠伤寒沙门菌感染的有效控制未再有反复发作，惊厥原因基本可排除中枢神经系统感染或占位等器质性病变，不排除高热惊厥、中毒性脑病、低钠惊厥的可能性。

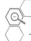

【治疗经过】

入院后续用亚胺培南静脉输入抗感染、保肝降酶及其他对症支持治疗，经治疗后第6天开始体温逐渐降至正常，大便次数明显减少，黄稀便，精神、食欲好转，第8天停用亚胺培南，降级为头孢曲松，第10天大便次数及性状进一步改善，复查降钙素原降至正常，停用头孢曲松，第11天复查肝功能、电解质等指标均大致正常，治愈出院。

病例分析

（1）病原学特点：鼠伤寒沙门菌广泛分布于自然界，存在于家禽、家畜、鼠类等多种动物的肠道，具有广泛的宿主，是一种普遍的人畜共患致病菌，且独特的感染机制使其发病率高居沙门菌感染之首，是世界各国分离率最高的菌型之一；传染源主要是染菌的家禽、家畜及鼠类，人类患者与隐性带菌者也是主要传染源。传播途径有多种，主要是通过污染食物、水经口传播，也可通过直接接触或间接传播。人群普遍易感，成人多为隐性感染，婴幼儿多为显性感染，这与婴幼儿免疫功能不完善、胃肠道清除病原体能力差、肠道中拮抗病菌的正常菌群少等多种因素密切相关，且年龄愈小，易感性愈高，特别是免疫功能低下或患有慢性疾病的新生儿、婴幼儿更易患病，也因此可造成医院新生儿病室、妇产科病房、儿科病房的局限性流行或医院感染暴发。

（2）临床表现：潜伏期最短2小时，最长可达4周，多数为12～72小时。临床表现缺乏特异性和规律性。通常免疫功能正常者多表现为胃肠炎型，免疫功能不全者则为败血症型和混合型。

笔记

①胃肠炎型：起病大多急骤，成人或大童有畏寒、发热、恶心、呕吐、乏力、全身酸痛等前驱表现，持续数小时或数日不等，随后发生腹泻，大便呈糊状或稀水样，小婴儿则多为黄绿色黏液便或黄色稀便，内有不消化的蛋花样奶块；由于剧烈的吐泻，重者可有脱水、酸中毒和休克，婴幼儿常发生高热、惊厥或昏迷，同时还可伴有心肌损害、肝损害、肾损害、肺炎、肠穿孔、肠出血等多脏器损害。

②败血症型：没有胃肠道症状或仅有轻微症状，以不规则弛张热或稽留热为主要表现，全身多系统感染中毒表现重，可快速进展为惊厥、昏迷甚至休克，血培养鼠伤寒沙门菌阳性为确诊依据。

③混合型：同时具有胃肠炎型和败血症型的部分临床特征。

本例患儿为小婴儿，除明显的胃肠道症状外，还伴有高热、惊厥、肝损害等表现，结合便培养结果，符合鼠伤寒沙门菌感染胃肠炎型诊断。

（3）治疗及预防：

①治疗：首选药敏测定结果敏感的抗菌药物，通常第三代头孢菌素对鼠伤寒沙门菌有良好杀灭作用。但是，随着抗生素较为广泛的应用，耐药率也在上升，有学者对 2014—2018 年徐州地区婴幼儿腹泻人群进行了鼠伤寒沙门菌监测，并对其耐药特征进行了相关分析，发现治疗儿童沙门菌感染首选的头孢他啶和头孢曲松耐药率高达 25% 和 37.5%，建议适当加以控制使用，四代头孢类的头孢吡肟耐药率目前低于 20%，仍是最佳选择，哌拉西林 / 他唑巴坦及碳氢酶烯类的厄他培南和亚胺培南耐药率较低，可适当选用。

本例患儿病程早期于外院经验性使用头孢类抗生素治疗效果不佳，感染中毒症状进一步加重，并发高热、惊厥及多脏器损害，当便培养明确病原菌为鼠伤寒沙门菌后，不能排除对头孢菌素耐药，故加用碳氢酶烯类抗生素治疗，快速控制了感染。回顾患儿病程中期于外院便培养检出鼠伤寒沙门菌，如果能同时提供药敏测定结果，将对临床抗菌药物治疗起到更大的指导作用。②预防：管理传染源、切断传播途径、保护易感者。对患病者或病原携带者早发现、早诊断、早隔离、早治疗非常重要，婴儿提倡母乳喂养，母乳喂养可以加强婴儿肠道的被动免疫。鉴于本病非常容易在小婴儿间传播，特别是国内外均有多起新生儿病房鼠伤寒沙门菌医院感染暴发的惨痛教训，提示儿科和妇产科的各类工作人员都要对院感防控工作保持高度警醒和重视，一旦发现疑似或确诊病例，立即隔离患儿、彻底消毒病房、医务人员严格执行手卫生等，都是切断医院感染传播途径非常重要的措施。

庞琳教授病例点评

鼠伤寒沙门菌作为一种胞内病原菌，在逃避免疫系统清除以及在宿主细胞内繁殖方面有着非常灵活的表现。目前针对儿童鼠伤寒沙门菌感染主要采用抗生素治疗，而近年来多重耐药鼠伤寒沙门菌在世界各地的出现及数量的增加已经引起全世界的关注，成为临床治疗的难点。本患儿病情进展快、感染中毒重，故在没有明确药敏结果的情形下，果断升级使用目前耐药率较低的碳氢酶烯类抗生素，达到迅速控制感染、挽救生命的目的，病情稳定后再下调抗生素级别，这为抗生素合理使用的重要策略，值得借鉴。

笔记

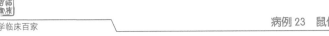

【参考文献】

1. 吴娅芳，王英林，田亚晨，等. 鼠伤寒沙门氏菌感染机制及其检测方法研究进展. 工业微生物，2022，52（3）：41-48.

2. 麦艳媚，黄纯英，林还转. 2017-2020年儿科鼠伤寒沙门菌的分离及耐药情况分析. 临床医学研究与实践，2022，7（14）：10-12.

3. 王路梅，郭惠，童晶，等. 婴幼儿腹泻人群中鼠伤寒沙门菌的流行病学及多重耐药特征研究. 中国人兽共患病学报，2020，36（8）：636-642.

4. 陈建蕊，谢多希. 新生儿鼠伤寒沙门菌医院感染调查分析. 中华医院感染学杂志，2002，12（1）：51.

5. 傅得佳，朱炜春，姚菲，等. 儿童鼠伤寒沙门菌感染临床分析. 世界最新医学信息文摘，2021，21（89）：522-523.

6. 李孟珠，袁林，卓志强. 56例儿童鼠伤寒沙门菌肠炎的临床特点分析. 中国小儿急救医学，2021，28（6）：537-539.

7. 潘立，张芳，王安礼，等. 鼠伤寒沙门菌引起新生儿病房感染的实验室检测. 中国卫生检验杂志，2005，15（7）：879-879.

（何明　整理）

病例 24
急性细菌性痢疾合并肠套叠

病历摘要

【基本信息】

患儿，男，7⁺月，因"腹泻4天"急诊入院。

现病史：患儿于入院前4天无明显诱因出现腹泻，4～7次/日，大便为稀水样及蛋花汤样，可见黏液、脓血，排便前有哭闹，排便后可缓解，伴呕吐，1～2次/日，非喷射性，外院查便常规提示WBC 70个/HPF，给予肠道益生菌口服2天未见好转，入院前1天给予头孢曲松静脉滴注及补液治疗1天，入院当日复查便常规：WBC 30个/HPF，RBC满视野/HPF，精神、食欲欠佳，尿量较平时减少。

既往史：体健，否认过敏史。

个人史：第2胎第2产，出生体重3600 g，母乳喂养，4⁺月龄开始添加辅食。

【体格检查】

体温 36.8℃，脉搏 125 次 / 分，呼吸 25 次 / 分，血压 85/55 mmHg。发育正常，神志清楚，精神反应可，全身皮肤黏膜颜色正常，未见皮疹及皮下出血，全身浅表淋巴结未触及异常肿大，头颅无畸形，前囟平，巩膜无黄染，口周无发绀，口周无疱疹，咽部无血，双肺呼吸音清，未闻及干湿性啰音，心音有力，心律齐，未闻及杂音，腹软，未触及包块，肝脾未触及肿大，肠鸣音正常，四肢肌力、肌张力正常，病理征阴性。

【辅助检查】

入院当日：便常规：RBC 满视野，WBC 10～12 个 /HPF，潜血阳性，轮状病毒抗体阴性。便涂片：未见酵母菌。血常规：WBC 11.1×10^9/L，NE% 71.93%，LY% 41.60%，HGB 107.9.00 g/L，PLT 327.7×10^9/L。生化：ALT 17.6 U/L，AST 26.3 U/L，电解质血钾、钠、钙、氯均正常。CRP 3.00 mg/L，PCT 0.49 ng/mL。

入院当日、第 2 日及第 4 日连续便培养检测均未检出致病菌。

入院后便常规、腹部 B 超检查动态变化见表 24-1、图 24-1、图 24-2。

表 24-1 便常规

项目	入院时间					
	D1	D4	D5	D7	D14	D15
外观	黏液血便	黄色黏液便	黄色稀便	黄色黏液便	黄色稀便	黄色稀便
白细胞（个 /HPF）	10～12	2～3	0	0	2～4	1～3
红细胞（个 /HPF）	满视野	几乎满视野	0～2	2～3	1～2	0～2
潜血	阳性	阳性	阴性	阳性	阳性	阴性

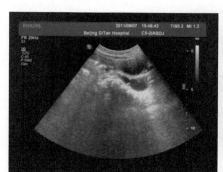 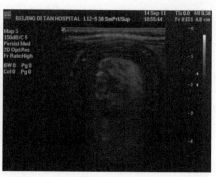

图 24-1　入院第 4 天腹部 B 超提示　　图 24-2　入院第 11 天腹部 B 超提示
　　　　 肠管扩张伴积液　　　　　　　　　　　 右上腹部包块，肠套叠可能性大

入院第 11 天腹部 CT 平扫：局部肠管扩张及小气液平。

【诊断及诊断依据】

诊断：急性细菌性痢疾、肠套叠。

诊断依据：

（1）急性细菌性痢疾：为夏秋季常见的肠道细菌感染性疾病，临床以发热、腹痛、腹泻、黏液脓血便、伴有里急后重感为典型表现，大便检查 WBC ≥ 15 个 /HPF，同时检到红细胞为临床诊断依据。

本患儿夏秋季急性起病，表现为发热、腹泻，伴腹痛、里急后重（哭闹、身体蜷曲），查便常规示白细胞≥ 15 个 /HPF，并可见红细胞，符合细菌性痢疾诊断标准，故可诊断为急性细菌性痢疾。病原学检查未能明确病原菌，与病程早期使用抗生素治疗有关。

（2）肠套叠：小儿肠套叠多发于婴幼儿，常继发于上呼吸道感染或胃肠道感染，患儿胃肠道感染病程中，典型临床表现为腹痛、呕吐、便血及腹部包块，特别是婴幼儿血便常表现为果酱样大便，体格检查时可触及腊肠样腹部包块，空气或钡剂灌肠 X 线检查可见空气或钡剂在套叠处受阻，阻端钡剂呈"杯口"状，甚至呈"弹簧"状阴影为典型特征。

笔记

本患儿胃肠道感染病程中有腹痛、呕吐、血便表现，特别是在感染得到有效控制后，便常规持续检出红细胞，复查腹部 B 超可见腹部包块及肠管"同心圆"征象，腹部 CT 平扫提示局部肠管扩张及小气液平，支持肠套叠诊断。

【治疗经过】

入院后给予头孢米诺静脉滴注、肠道益生菌口服及补液、对症治疗，入院后 7 天仍有低热，大便 8 ～ 9 次 / 日，为黄绿色黏液便，间断可见脓血，间断伴有呕吐，进食后或大便前常呈现屈曲体位，躯体扭动，表情痛苦、出汗，大便后可缓解，复查便常规镜下白细胞逐渐减少，红细胞仍较多，腹部 B 超提示肠管扩张伴积液。第 8 天后大便次数明显减少至 3 ～ 4 次 / 日，为糊状便，无黏液脓血，不伴呕吐，未再有明显腹部不适，复查便常规镜下持续少量红细胞。第 9 天停用头孢米诺静脉滴注，第 10 天复查腹部 B 超及 CT 平扫提示肠套叠可能性大，遂出院转外院小儿外科治疗。

病例分析

小儿细菌性腹泻在婴幼儿人群中比较常见，好发于夏季和秋季，大肠埃希菌、志贺菌、克雷伯杆菌是该病的三种主要病原菌，低月龄小儿以沙门菌和志贺菌感染为主，这些病原菌对于抗生素类药物的敏感性较强，应根据药敏试验结果选择治疗药物，但值得注意的是，其敏感性正呈逐步下降的趋势。

小儿肠套叠多发于婴幼儿，特别是 2 岁以下的儿童。有学者对陕西省 6 年小儿急性肠套叠的发病趋势和复发特点进行总结研究，发现 2 岁以下患儿占比将近七成（69.65%），3 个月至 2 岁是发病高峰期，

155

且随着年龄增加发病人数呈递减趋势；但是到了 5 岁及以上大龄患儿阶段，发病人数所占比例又随年龄呈现一定程度的增高趋势。

肠套叠分为原发性和继发性两种。原发性肠套叠发生于无病理变化的肠管，由于小儿肠蠕动活跃，特别是在添加辅食的年龄，常因过饥过饱、喂养不当等因素，引起肠蠕动紊乱而发生。继发性肠套叠则常继发于小儿上呼吸道感染或胃肠道感染，常合并肠系膜淋巴结肿大，可能是以上因素影响肠管的正常蠕动所致。腺病毒感染与肠套叠发病明确相关，常因感染时回肠远端呈较显著的肥大和肿胀而成为套叠的起点。有时肠蛔虫症、痉挛性肠梗阻也是发病因素。少数小儿的肠套叠有明显的机械因素，如梅克尔憩室、息肉、肿瘤、肠壁血肿（如过敏性紫癜）等作为诱因而成为套叠起点。

本例患儿感染性腹泻诊断明确，在感染得到有效控制、大便性状及便常规指标明显好转后，持续有腹痛、呕吐、镜下血便表现，经反复腹部 B 超及 CT 检查后才得以明确肠套叠诊断，属于胃肠道感染继发性肠套叠，但是因为没有表现出婴幼儿典型的果酱样大便和腊肠样腹部包块，不易早期发现。

庞琳教授病例点评

本病例的难点在于感染性腹泻过程中并发肠套叠的诊断，本病例的诊断、治疗处置过程为临床诊疗提供了有参考价值的诊疗思路。肠套叠发病机制与患儿年龄、体重、喂养方式、上呼吸道感染和腹泻都有一定相关性；诊断的难点在于随着患儿年龄增长或严重程度不同，临床表现常不典型，比如婴幼儿典型的果酱样大便和腊肠样腹部包块发生率降低，腹痛也仅表现为非特异性的阵发性哭闹，本例患儿仅表现为大便前哭闹、身体蜷曲及持续镜下血便，均不具有特异性。鉴于小儿肠套叠以上发病特点，应提高对本病的诊断意识。如果一个健康的婴幼儿突然出现不明原因的阵发性哭闹、面色苍白、出冷汗、呕吐、大便带血、精神不振，或在呼吸道感染、胃肠道感染病程前后发生以上症状，或是肠道感染控制后持续血便、便常规镜检红细胞明显高于白细胞水平，都应想到肠套叠的可能性，应及时完善相关检查进行鉴别诊断。研究发现，腹部超声与 CT 诊断肠套叠的符合率比较高，对肠套叠早发现、早确诊和尽快制定治疗方案有指导作用。

【参考文献】

1. 杨超 . 小儿细菌性腹泻的病原菌分布特点与耐药性分析 . 中外医学研究，2011，9（21）：73-74.

2. 张海玉 . 小儿感染性腹泻的病原菌分布特点及耐药性分析 . 实用临床医药杂志，2018，22（23）：88-90，94.

3. 沈波燕，柴能民，赵志豪 . 小儿急性细菌性痢疾发病影响因素及病原菌分布和耐药性特征 . 中国妇幼保健，2021，36（7）：1558-1560.

4. 陈东，贾新建，魏强 . 陕西省小儿急性肠套叠的临床流行病学分析 . 临床医学研究与实践，2022，7（22）：24-28.

5. 陈晨 . 超声对小儿肠套叠的诊断价值分析 . 影像研究与医学应用，2022，6（1）：106-108.

（何明　整理）

病例 25
传染性单核细胞增多症

病历摘要

【基本信息】

患儿，女，1岁10个月，主因"眼睑水肿2周，皮疹1天"入院。

现病史：入院前2周，家长发现患儿晨起双侧眼睑水肿明显，下午眼睑水肿减轻，无发热、咳嗽、气促，无双下肢水肿，家长未予特殊诊治。入院前5天就诊于北京某医院眼科门诊，眼部检查大致正常。入院前3天就诊于当地医院，查血常规：WBC 12.9×10^9/L，NE% 21.2%，LY% 66.8%；CRP 2.77 mg/L；肝功能：ALT 675 U/L，AST 328 U/L；乙肝五项：Anti-HBs 21.21 mIU/mL（阳性）；肾功能、心肌酶、尿常规未见异常。患儿无呕吐、纳差，无皮肤黄染及出血点，给予葡醛内酯片口服治疗2天。入院前1天患儿颜面、臀部、双侧足心出现红色皮疹，无抓挠，眼睑水肿不明显，偶咳，夜间睡觉时鼻塞明显，就诊于我院感染科门诊，查血常规：WBC 12.62×10^9/L，NE% 10.42%，NE# 1.33×10^9/L，LY% 80.21%，LY# 10.12×10^9/L，余项未见异常。异型淋巴细胞 20%。抗 EBV-CA-IgM、抗 HAV-IgM 检测均阴性。EBV-DNA 2.18×10^3 copies/mL（阳性）。电解质、肾功能未见异常，今日以"肝功能异常、皮疹待查"收入我科。患儿自发病以来，精神反应、睡眠、食欲可，大小便正常。

既往史：体健。

个人史：第 1 胎第 1 产，胎龄 40^+ 周，剖宫产，无宫内窘迫，无窒息复苏抢救史，出生体重 3900 g。生后母乳喂养，6 个月时添加辅食，无挑食偏食，现上幼儿园，生长发育同同龄儿。按计划进行免疫接种。

【体格检查】

体温 36.6℃，脉搏 125 次 / 分，呼吸 24 次 / 分，血压 87/56 mmHg，体重 12 kg。神志清楚，精神反应好，全身皮肤黏膜颜色正常，弹性好，颜面、前胸、臀部、双侧小腿及双侧足心可见少许红色斑丘疹，颈部可触及数枚绿豆至黄豆大小肿大淋巴结，质软，无触痛，活动度好，与周围组织无粘连。咽充血，双侧扁桃体Ⅱ度肿大，未见脓性分泌物。腹平软，肝肋下 4 cm、剑突下 6 cm 可触及，质韧，边缘钝，表面光滑，脾肋下未触及，肠鸣音正常，心、肺及神经系统查体大致正常。

【辅助检查】

入院后检查：CRP 0.6 mg/L，PCT < 0.05 ng/mL，ESR 8.00 mm/h；肝功能：ALT 323.6 U/L，AST 107.6 U/L；乙肝五项：Anti-HBs 54.64 mIU/mL（阳性）；EB 病毒抗体检测：抗 EBV-CA-IgM、抗 EBV-

CA-IgG 阳性；辅助性 T 细胞亚群：CD3$^+$、CD3$^+$CD8$^+$、CD3$^+$CD4$^+$ 升高；尿常规、便常规、心肌酶、肌红蛋白＋肌钙蛋白 +CK-MB、凝血功能、AFP、自身免疫肝病（ANA、SMA、AMA、LKM、ACA、PCA、HMA、AMA-M2）、特种蛋白（IgG、IgA、IgM、C3、C4、CER、RF、ASO）未见明显异常；肺炎支原体抗体及核酸、套氏系列五项（TOX-IgM、RV-IgM、CMV-IgM、HSV-I-IgG、HSV-II-IgG）、抗 HCV、甲丁戊肝系列（抗 HAV-IgM、HDV-Ag、抗 HDV-IgG、抗 HDV-IgM、抗 HEV-IgM）、水痘 – 带状疱疹病毒抗体 IgM、（咽、便）EV71+CA16 核酸、血培养检测均阴性；腹部超声：肝脏左叶厚径 44 mm，长径 47 mm，右叶斜径 91 mm；脾脏肋间厚 24 mm，长 81 mm，余未见异常；诊断意见：脾大。

出院前复查：血常规：WBC 7.24×10^9/L，NE% 19.62%，NE# 1.42×10^9/L，LY% 76.41%，LY# 5.53×10^9/L，余项未见异常；肝功能：ALT 68.4 U/L，AST 51.4 U/L，余项未见异常；异型淋巴细胞 2%；EBV-DNA ＜ 4.0×10^2 copies/mL。

【诊断及诊断依据】

诊断：传染性单核细胞增多症、肝功能异常、中性粒细胞减少症。

诊断依据：①患儿急性起病，有眼睑水肿、咽峡炎、肝脾及淋巴结肿大表现，查淋巴细胞比例＞50%，外周血异型淋巴细胞比例≥ 10%，抗 EBV-CA-IgM 和抗 EBV-CA-IgG 阳性，抗 EBV-NA-IgG 阴性，同时已排除其他引起异型淋巴细胞升高病因，故传染性单核细胞增多症诊断明确。②患儿 ALT、AST 升高，支持肝功能异常诊断。③患儿中性粒细胞计数＜ 1.5×10^9/L，诊断为中性粒细胞减少症。

【治疗经过】

（1）一般治疗：监测生命体征，给予患儿卧床休息，避免剧烈运动、挤压腹部等动作，防止脾破裂。

（2）对症治疗：给予还原型谷胱甘肽、复方甘草酸苷、复合辅酶护肝降酶治疗。

经过 14 天住院治疗，患儿体温正常，眼睑水肿、皮疹逐渐消退，淋巴结及肝脏逐渐缩小至正常。

【随访】

出院后给予甘草酸二铵肠溶胶囊、五酯胶囊口服治疗，出院第 10 天、第 20 天、第 50 天、第 80 天、第 110 天进行随访，血常规、肝功能逐渐恢复至正常，遂逐渐减停护肝药物。

病例分析

传染性单核细胞增多症（infectious mononucleosis，IM）在我国的发病高峰年龄为 4～6 岁，临床诊断病例需满足任意 3 项临床表现及任意 1 项非特异性实验室检查。临床表现包括：①发热；②咽峡炎；③颈淋巴结肿大；④肝大；⑤脾大；⑥眼睑水肿。非特异性实验室检查包括：①外周血异型淋巴细胞比例≥10%；②6 岁以上儿童外周血淋巴细胞比例＞50% 或淋巴细胞绝对值＞5.0×10^9/L。IM 确诊病例除需满足前述任意 3 项临床表现外，还需满足任意 1 项原发性EBV感染的实验室证据：①抗 EBV-CA-IgM 和抗 EBV-CA-IgG 抗体阳性，且抗 EBV-NA-IgG 阴性；②单一抗 EBV-CA-IgG 抗体阳性，且 EBV-CA-IgG 为低亲和力抗体。

结合患儿病史及实验室检查，本病例属于确诊病例，EBV-DNA

在 IM 中为非诊断必须，患儿于我院门诊查抗 VCA-IgM 呈阴性，而入院后复查 VCA-IgM 呈阳性，考虑与其产生延迟有关，还需注意 4 岁以下儿童抗体 VCA-IgM 水平低且持续时间短。

本病需与类传染性单核细胞增多症（由巨细胞病毒、腺病毒、弓形虫、嗜肝病毒、人类免疫缺陷病毒、风疹病毒等引起）以及链球菌引起的咽峡炎进行鉴别。病程中患儿出现肝酶明显升高，还需注意鉴别其他原因引起的肝炎，如病毒性肝炎、巨细胞病毒肝炎、肝豆状核变性及自身免疫性肝炎等。

本病为良性自限性疾病，多数预后良好，以对症支持治疗为主，入院后给予患儿护肝降酶治疗。对于脾大患儿，注意防治脾破裂，发热时应尽量少用阿司匹林降温，因其可能诱发脾破裂及血小板减少，也要注意处理便秘，脾大通常在病程第 3 周开始回缩，青少年患者在症状改善 2～3 个月后才能进行剧烈运动。虽然抗病毒治疗可降低病毒复制水平和减少咽部排泌病毒时间，但并不能减轻病情严重程度、缩短病程和降低并发症发生率，所以本病不推荐常规抗病毒治疗，但如果出现病情重、进展快或有并发症者可进行抗病毒治疗，热退后可考虑停用，并发脑炎者可适当延长至 2～3 周。监测本患儿炎性指标未合并细菌感染，若合并细菌感染，忌用氨苄西林和阿莫西林，以免引起超敏反应，加重病情。本患儿在病程中出现中性粒细胞减少（儿童时期＜ 1.5×10^9/L），是 IM 常见的血液系统并发症，为自限性，在出院随访中中性粒细胞升至正常。在诊治和随访过程中还应警惕上气道梗阻、脑炎、脑膜炎、心肌炎、溶血性贫血、血小板减少性紫癜、噬血细胞综合征等并发症的发生，对于有并发症的重症患儿，短疗程应用糖皮质激素可明显减轻症状。

王彩英教授病例点评

本病例的难点在于 EBV 感染所致的非典型 IM 的诊断。原发性 EBV 感染可表现为 IM，临床上发热、咽峡炎、淋巴结肿大是本病典型的三联征。本病例无发热，以眼睑水肿为首发症状，容易误诊，需要积极与心源性水肿、肾源性水肿和肝源性水肿等常见水肿相鉴别：患儿无双下肢水肿、胸腹水，血清白蛋白、尿常规、ASO、补体 C3 等均在正常范围内，不支持肾源性水肿；患儿虽有肝脾大、肝功能异常，但无肝脏病史，肝炎病毒阴性，腹部超声未提示门脉高压征象，不支持肝源性水肿；同时，患儿无心脏病病史及心力衰竭表现，也不支持心源性水肿。依据 IM 诊断标准，本病例诊断明确，无发热原因考虑与患儿年龄小、不能对 EB 病毒产生充分的免疫应答有关。IM 无特效治疗，以对症支持治疗为主，急性期要注意卧床休息，防治脾破裂。

【参考文献】

1. 中华医学会儿科学分会感染学组，全国儿童 EB 病毒感染协作组 . 儿童 EB 病毒感染相关疾病的诊断和治疗原则专家共识 . 中华儿科杂志，2021，59（11）：905-911.

2. 方峰，俞蕙 . 小儿传染病学 . 5 版 . 北京：人民卫生出版社，2021：124-128.

3. 赵隽，徐灵敏 . 儿童肝功能异常的病因诊断 . 中国临床医生杂志，2016，44（9）：9-11.

（董凯华 整理）

病例 26
巨细胞病毒性肝炎

病历摘要

【基本信息】

患儿，女，2个月6天，主因"发现皮肤黄染1月余，转氨酶升高1天"入院。

现病史：1月余前患儿打疫苗时发现皮肤黄染，经皮测胆红素 10 mg/dL，无发热、皮疹、咳嗽、吐泻，无排陶土样大便。自服茵栀黄 3～4 天，皮肤黄染消退不明显。10 天前到当地保健中心复查，经皮测胆红素 10.4 mg/dL，建议停母乳 4 天，患儿皮肤黄染无改善。1 天前于当地妇幼保健院查肝功能提示转氨酶增高，为进一步诊治就诊于我院，门诊以"肝功能异常"收入院。患儿精神食纳可，体温正常，小便偏黄。

笔记

既往史：生后因新生儿高胆红素血症在当地妇幼保健院住院治疗 5 天，好转出院。否认肝炎、结核病史。

个人史：第 4 胎第 2 产，胎龄 37$^+$ 周，自然分娩，无宫内窘迫，无窒息复苏抢救史，出生体重 2950 g。生后混合喂养，2 个月可竖头，生长发育同同龄儿。

【体格检查】

精神反应可，头颅无畸形，皮肤轻度黄染，肝肋下 3 cm、剑突下 4 cm，质韧，边缘钝，表面光滑，无触痛，脾肋下 3.5 cm，质韧，边缘钝，表面光滑，余查体未见异常。

【辅助检查】

血常规：WBC 6.99 × 10^9/L，NE% 14.9%，LY% 62.2%，HGB 93.0 g/L，PLT 340.0 × 10^9/L。CRP 1.2 mg/L，SAA 0.1 mg/L，PCT 0.27 ng/mL。乳酸 1.9 mmol/L，血氨 29 μmol/L。凝血功能未见异常。肝功能：ALT 224.1 U/L，AST 292.2 U/L，TBIL 111.4 μmol/L，DBIL 60.7 μmol/L，γ -GT 86.7 U/L，ALP 421.5 U/L，CHE 5696 μmol/L，TBA 91.2 μmol/L，TP 56.3 g/L，ALB 39.3 g/L。甲胎蛋白＞ 2000.0 ng/mL。乙肝表面抗原阴性，甲丁戊肝系列均阴性，丙肝病毒抗体阴性，铜蓝蛋白正常。巨细胞病毒 IgM 1.76 COI，巨细胞病毒 IgG 49.71 IU/mL。人巨细胞病毒核酸定量阴性。抗 EB 病毒抗体 IgM、弓形体抗体 IgM、抗风疹病毒抗体 IgM、细小病毒 B19（IgG+IgM）均阴性。血尿代谢筛查未见异常。腹部超声：肝脏左叶厚径 36 mm，长径 52 mm，右叶斜径 76 mm；肝表面尚光滑，肝内回声较增强，分布尚均质，肝内外胆管未见扩张；脾脏肋间厚 35 mm，肋下 78 mm；腹腔未探及明确腹水。超声提示：肝大、脾大。听力筛查两耳均通过。头颅 MR 平扫：颅内未见明显异常。

【诊断及诊断依据】

诊断：巨细胞病毒性肝炎（淤胆型）。

诊断依据：患儿以皮肤黄染为主要临床表现，查体皮肤轻度黄染，肝脾大，肝功能检查提示转氨酶、胆红素均增高，以直接胆红素增高为主，巨细胞病毒 IgM 阳性，巨细胞病毒 IgG 明显增高，排除其他嗜肝病毒等感染，血尿代谢筛查无异常，诊断巨细胞病毒性肝炎（淤胆型）明确。

【治疗经过】

（1）病因治疗：更昔洛韦 12 mg/（kg·d），分 2 次，静脉滴注抗病毒治疗，疗程 6 周。

（2）保肝降酶利胆治疗：还原型谷胱甘肽、复方甘草酸苷、五酯胶囊保肝降酶，注射用丁二磺酸腺苷蛋氨酸、熊去氧胆酸利胆等。

转归情况：见表 26-1。

表 26-1　患儿肝功能转归情况

时间	ALT（U/L）	AST（U/L）	TBIL（μmol/L）	DBIL（μmol/L）	TBA（μmol/L）
入院第 2 天	219.3	301.2	93.6	69.6	91.2
入院第 5 天	169.7	243.8	104.8	77.4	101.6
入院第 12 天	138.3	218	93.1	73.1	107
入院第 17 天	161.2	212.3	82.5	63.3	113.4
入院第 24 天	153.8	246.9	69.1	52.6	97.1
入院第 31 天	79.8	136.3	56.6	43.5	120.3
入院第 38 天	127.9	213.8	42.5	33.2	101.9
入院第 35 天	82.6	164.1	37.8	29.1	125.9
出院后 1 个月	83.4	183.2	26.9	12.1	
出院后 2 个月	40	49.6	8.6	1.2	

【随访】

出院后定期于我院门诊随访，1 个月后复查胆红素继续呈下降趋势，2 个月后复查胆红素正常。连续 2 次听力筛查复查均通过。

病例分析

巨细胞病毒（cytomegalovirus，CMV）为 DNA 病毒，在人群中广泛存在，呈潜伏感染状态，宿主免疫功能低下时可呈活动性感染。免疫功能低下群体，如新生儿易发生母婴垂直传播造成先天性感染，也容易通过母乳喂养、密切接触病毒携带者或输血等途径导致生后获得性感染。新生儿宫内感染为先天性感染，出生 3 周内 CMV 病原检测呈阳性；若出生 3 周内 CMV 病原阴性、3 周后阳性则属于生后获得性感染。

感染途径：①垂直传播感染，母亲直接感染胎儿、新生儿、婴儿。A. 出生前感染：经胎盘或子宫颈感染胎儿为宫内感染，分为原发感染、复发感染、再次感染 3 种。据调查，新生儿出现感染症状的概率随着发生感染的孕周增加而逐渐降低，孕早期宫内感染新生儿出现症状的概率为 35%，孕中期宫内感染新生儿出现症状的概率为 14.3%，孕晚期才发生宫内感染的新生儿均无症状。B. 出生时感染：胎儿在分娩过程中吸入生殖道中被 CMV 污染的分泌物而感染。C. 出生后感染：新生儿接触母亲含有 CMV 的唾液、尿液或通过母乳中 CMV 引起感染，其中母乳中 CMV 感染是出生后感染的重要因素。②水平传播感染，为新生儿出生后接触亲属、抚育人员或医务人员含有 CMV 体液所致的感染。③医源性感染，如输血后 CMV 感染。

临床表现：①先天性人巨细胞病毒（human cytomegalovirus，HCMV）感染：A. 中—重度症状：a. 存在先天性 HCMV 感染的新生儿可有多种表现，如血小板减少、肝脾大、发育迟缓、肝炎（转氨酶升高或胆红素升高）、肺炎；b. 中枢神经系统受累症状，如小头畸形、脑室增大、颅内钙化、脑室周围异常回声、皮层或小脑发育畸形、脉络膜视网膜炎、感音神经性耳聋或脑脊液中 HCMV-DNA 阳性。B. 轻度症状：仅有 1～2 个孤立和轻微的先天性 HCMV 感染相关症状，如肝脏轻度增大、血小板水平轻度降低或丙氨酸转氨酶轻度升高。C. 无明显的 HCMV 感染症状，仅存在感音神经性耳聋（听阈 ≥ 21 分贝）。D. 无症状：无明显的先天性 HCMV 感染症状，并且听力正常。②新生儿出生时或出生后 CMV 感染，多数表现为与先天性感染相同的黄疸、肝脾大、肝功能损害，亦可表现为单核细胞增多症、间质性肺炎、心肌炎、关节炎、血液系统损害。目前尚无出生时及出生后感染 CMV 引起神经系统损害、听力损害的报道，亦与先天畸形无关。

实验室诊断：新生儿 CMV 感染的实验室诊断方法有病毒分离、血清学检查、组织病理学检查、pp65 抗原检测、病毒 DNA 定性和定量聚合酶链反应（polymerase chain reaction，PCR）等。无论是否有症状，只要患儿血液、尿液、唾液、脑脊液等体液或组织中分离出病毒，或者检测出病毒核酸或抗原，均可诊断为 CMV 感染。患儿出生 3 周内尿液、体液、血液或组织 CMV 病原检测阳性可诊断先天性 CMV 感染。出生 3 周内尿液、体液、血液或组织 CMV 病原检测阴性，出生 3 周后 CMV 病原检测阳性为后天获得性 CMV 感染，活动性感染者血液样本 CMV-DNA 检测结果阳性。如果出生 3 周内病原学检测结果缺失，3 周后尿液、体液、血液或组织样本中 CMV-DNA 阳性，先天或后天感染均有可能。

该患儿发病年龄为 1 个月前后，母乳喂养，临床呈黄疸型表现，伴有淤胆，血清肝酶呈中度升高，有轻—中度肝大，伴有脾大，综合上述情况，考虑该患儿为围生期及生后 CMV 感染。抗 CMV-IgM

是原发性感染或活动性感染的标志，一般在原发性感染后 2 周左右出现，持续 12 ～ 28 周。出生 2 周后病毒学检测不能再区分先天和围生期感染。基于此，该患儿亦不能排除先天性宫内感染。如果 CMV 损害宿主 2 个或 2 个以上器官、系统时，称全身性感染，多见于先天性感染，巨细胞病毒感染多属此类。如 CMV 损害主要集中于宿主的某一器官或系统，如肝脏或肺脏时，则称 CMV 性肝炎或 CMV 性肺炎。本患儿 CMV-IgM 阳性，CMV-IgG 呈 4 倍增高，伴有淤胆型肝炎，诊断巨细胞病毒性肝炎明确。

治疗：以中—重度先天性 HCMV 感染症状的新生儿作为治疗对象，在生后 1 个月内开始治疗。静脉制剂更昔洛韦剂量 6 mg/kg、q12h，建议深静脉给药，经外周静脉给药时药物浓度不超过 1 g/L，避免药物外渗。口服制剂缬更昔洛韦剂量 16 mg/kg、q12h。不推荐对无症状新生儿进行治疗。

CMV 感染接受抗病毒药物治疗前需要进行严格的治疗指征评估，如重度先天 CMV 症状性感染应积极治疗，非重度感染者需监测病毒负荷量和脏器损伤进展情况，损伤进行性加重考虑药物治疗。对该患儿来讲，患儿存在一个进行性肝脏损伤进展情况，故需予更昔洛韦抗病毒治疗。

📋 赵扬教授病例点评

巨细胞病毒肝炎诊断不难，巨细胞病毒肝炎也很常见。引起转氨酶高、黄疸的原因很多，并不一定是巨细胞病毒感染，需排除胆道畸形、代谢性疾病、乙肝等病因。该患儿经完善肝胆超声、血尿筛查及嗜肝病毒等检查排除了其他相关疾病。婴儿患上巨细胞病毒肝炎，若病情严重，会导致不良后果，如胆汁淤积、肝硬化等，严重影响婴儿的身体健康，需要采取有效的措施予以治疗。

【参考文献】

1. 中国医师协会新生儿科医师分会，中国医师协会新生儿科医师分会感染专业委员会，中华新生儿科杂志编辑委员会. 新生儿巨细胞病毒感染管理专家共识. 中华新生儿科杂志，2021，36（6）：1-7.

2. 中华医学会围产医学分会，中华医学会儿科学分会，中华医学会医学病毒学分会，等. 先天性巨细胞病毒感染筛查与临床干预指南. 中国实用妇科与产科杂志，2019，35（4）：417-423.

（刘玉环 整理）

病例 27
慢性乙型病毒性肝炎

病历摘要

【基本信息】

患儿，女，2岁2个月，主因"发现肝功能异常、乙肝大三阳3个月"入院。

现病史：患儿1岁11个月在当地体检时发现肝功能异常，无乏力、纳差、厌油腻、恶心、呕吐等症状，监测肝功能：ALT 249.8 U/L，AST 145.3 U/L，胆红素正常；乙肝五项：HBsAg > 250 IU/mL，HBeAg 1600.81 S/CO，Anti-HBc 8.35 S/CO（均阳性），乙肝病毒定量 1.96×10^6 IU/mL。当地医院予复方甘草酸苷、多烯磷脂酰胆碱口服保肝治疗2个月，复查肝功能：ALT 227.1 U/L，AST 141.5 U/L，TBIL 126.37 μmol/L，DBIL 5.86 μmol/L，患儿2岁2个月时为进一步诊治，就诊于我院。患儿自发病以来，精神、食纳好，无恶心、呕吐，大小便正常。

既往史：患儿新生儿期因黄疸曾在当地住院治疗数天，本次发病前体健，否认其他肝炎、结核病史，否认手术、外伤史，否认食物、药物过敏史。

个人史：第 1 胎第 1 产，胎龄 35^+ 周，分娩过程顺利，出生体重 2900 g，人工喂养，6 个月添加辅食，无挑食偏食，生长发育无异常，按计划进行免疫接种。患儿生后 24 小时内注射乙肝免疫球蛋白 100 IU，患儿生后未监测乙肝五项及乙肝病毒载量。

家族史：父亲健康，母亲为慢性 HBV 携带者（"大三阳"），孕 28 周检测 HBV-DNA 6.7×10^7 IU/mL，HBeAg > 250 IU/mL，Anti-HBs 0 mIU/mL，HBeAg 1798.37 S/CO，Anti-HBe 41.71 S/CO，Anti-HBc 8.47 S/CO，未抗病毒治疗，肝功能正常。

【体格检查】

体温 36.8℃，脉搏 120 次 / 分，呼吸 24 次 / 分，血压 89/52 mmHg。发育正常，正常面容，全身皮肤轻度黄染，未见皮疹，全身浅表淋巴结未触及异常肿大，双肺叩诊呈轻音，双肺呼吸音清，未闻及明显干湿性啰音及胸膜摩擦音。心律齐，各瓣膜听诊区未闻及病理性杂音。腹部外形平坦，肝肋下 1 cm，质软，脾未触及，双下肢无水肿，四肢肌力、肌张力正常。

【辅助检查】

肝功能：ALT 187.3 U/L，AST 126.0 U/L；HBV-DNA 5.53×10^6 IU/mL；乙肝五项：HBsAg 6361.80 IU/mL，Anti-HBs 0.36 mIU/mL，HBeAg 1291.56 S/CO，Anti-HBe 49.15 S/CO，Anti-HBc 10.39 S/CO。乙型肝炎病毒基因分型：C 型；乙型肝炎病毒耐药基因检测：阴性；肝纤维化四项：Pc Ⅲ 4.26 ng/mL；肝脏病理穿刺：肝穿活检组织 2 条，

汇管区 8 个，小叶内肝板排列尚整，肝细胞胞浆疏松化，嗜酸性变，可见毛玻璃样肝细胞，肝小叶内散在少量点灶状坏死，中央静脉轻度炎，肝窦内窦细胞反应活跃，窦内少量淋巴细胞浸润；汇管区轻度扩大，较多淋巴细胞浸润，轻度界面炎，间质纤维组织增生，局灶有纤细纤维间隔形成。部分汇管区小叶间胆管损伤、缺失，周边部细胆管轻度反应性增生。病理诊断：轻度慢性乙型肝炎（G2S1+）。甲丁丙戊肝炎病毒检测阴性，EB 病毒、巨细胞病毒 IgM 阴性；自身免疫性肝病抗体阴性；甲状腺功能：未见异常；腹部超声：肝胆脾胰肾未见异常。超声心动图：未见异常。

【诊断及诊断依据】

诊断：慢性乙型病毒性肝炎。

诊断依据：患儿为幼儿，隐匿起病，病程较长，母亲为乙肝病毒携带者（"大三阳"），以转氨酶升高为主要表现，查乙肝五项提示乙肝表面抗原、乙肝 e 抗原、乙肝核心抗体阳性，乙肝病毒定量明显升高，故诊断成立。慢性乙型肝炎可分为 HBeAg 阳性慢乙肝和 HBeAg 阴性慢乙肝。患儿血清 HBsAg、HBV-DNA 阳性和 HBeAg 阳性，Anti-HBe 阴性，血清 ALT 反复升高，故考虑为 HBeAg 阳性慢乙肝。

【治疗经过】

入院后监测患儿生命体征平稳，完善抗病毒治疗前评估，给予干扰素 α1b（5 MU/m^2）抗病毒治疗及还原型谷胱甘肽、甘草酸二铵保肝治疗后出院，院外继续治疗。治疗 5 个月后，患儿 2 岁 7 月龄，复查 HBsAg、HBV-DNA 较前无下降，ALT 95.2 U/L，出现频繁屏气发作，考虑干扰素副作用，停用干扰素，改为恩替卡韦口服治疗。

【随访】

继续口服恩替卡韦，每日一次。患儿每 3 个月进行一次血常规、血生化、HBV-DNA 定量和 HBV 血清学标志物及肝脏硬度值测定等检查（部分化验结果见表 27-1），每 6 个月进行一次腹部超声和甲胎蛋白等检查，6～12 个月监测一次血磷水平、肾功能、肾小管早期损伤指标。3 岁监测 HBsAg 149.98 IU/mL，HBV-DNA 82 IU/mL，ALT 45.8 U/L；3 岁 7 月龄监测 HBsAg 0.02 IU/mL（−），HBeAg 1.44 S/CO（＋），HBV-DNA ＜ 20 IU/mL，ALT 正常；4 岁 查 HBsAg 0 IU/mL（−），HBeAg 0.53 IU/mL（−），Anti-HBe 1.05 S/CO（−），HBV-DNA 0 IU/mL，予乙肝疫苗 10 μg 接种 2 次（间隔 1 个月）；4 岁 9 月龄复查 HBsAg 0 IU/mL（−），Anti-HBs 75.38 mIU/mL，实现功能性治愈。

表 27-1 患儿乙肝五项、乙肝病毒载量、肝酶监测，随访及治疗

	2岁2个月	2岁4个月	2岁5个月	2岁7个月	2岁8个月	2岁11个月	3岁	3岁2个月	3岁7个月	4岁	4岁9个月
HBsAg（IU/mL）	＞250（＋）	＞250（＋）	＞250（＋）	−	＞250（＋）	＞250（＋）	149.98	−	0.02	0	0
HBsAg 稀释（IU/mL）	6361.80	3422.76	6199.48	−	12350.4	1397.42	−	−	−	−	−
Anti-HBs（mIU/mL）	0.36	0.06	0.17	−	0.14	0.00	0.00	−	0.00	1.39	75.38
HBeAg（S/CO）	1291.56（＋）	1232.46（＋）	1515.88（＋）		1338.1	531.63	172.36	−	1.44（＋）	0.53	0.29
Anti-HBe（S/CO）	49.15	53.42	54.3		52.5	27.27	8.33	−	1.4	1.05	0.58
Anti-HBc（S/CO）	10.39（＋）	9.57（＋）	9.44（＋）		9.54（＋）	11.35	10.91	−	9.31（＋）	8.87（＋）	7.93
HBV-DNA（IU/mL）	5.53×10^6	2.31×10^6	3.64×10^6	−	1.175×10^7	1.35×10^2	$<1.0 \times 10^2$	82	＜20	0	0
ALT（U/L）	187.3	117.4	95.2		69.9	98.4	75.4	45.8	18.2	21	10.4
AST（U/L）	126	135.1	135.2		96.7	114.5	92.1	64.7	39.6	37.8	25.9
处理	普通干扰素α1b抗病毒，还原型谷胱甘肽、甘草酸二铵保肝	−	−	因屏气频繁发作，停用干扰素	加恩替卡韦口服治疗					接种乙肝疫苗10μg	−

笔记

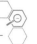

病例分析

乙型病毒性肝炎（viral hepatitis B）是由 HBV 引起的以肝脏损坏为主的全身性感染病。如 HBsAg 和（或）HBV-DNA 阳性持续 6 个月以上，称为慢性 HBV 感染。由 HBV 持续感染引起的肝脏慢性炎症性疾病称为慢性乙型病毒性肝炎。部分患者 HBV 感染持续时间不详，但肝组织活检时符合慢性病毒性肝炎病理表现，结合病毒学检测结果，同样可诊断慢性乙型肝炎。

肝组织病理表现根据肝组织炎症坏死的分级（$G_{1\sim4}$）和汇管区及小叶周围纤维化、肝硬化程度的分期（$S_{1\sim4}$）标准可分为：①轻度慢性肝炎（$G_{1\sim2}$，$S_{0\sim2}$）：特点为肝细胞变性、嗜酸性小体形成、点状及灶状坏死，汇管区有轻度炎性细胞浸润、轻度碎屑样坏死，小叶结构正常。②中度慢性肝炎（G_3，$S_{1\sim3}$）：特点为汇管区及肝小叶边缘炎症明显，肝小叶边缘出现明显碎屑样坏死，肝小叶界板破坏 > 50%，小叶内炎症严重，可见融合坏死或少数桥接坏死，纤维间隔形成，但大部分小叶结构仍保持完整。③重度慢性肝炎（G_4，$S_{1\sim4}$）：汇管区炎症及纤维组织增生严重，重度碎屑样坏死，多数小叶有范围广泛的桥接坏死，小叶结构紊乱，有较多的纤维间隔形成或已形成早期肝硬化。该患儿肝穿刺病理符合第一条，结合患儿乙肝病毒血清学检测结果，诊断轻度慢性乙型病毒性肝炎明确。

慢性乙型肝炎儿童多数无明显症状或仅表现轻微的消化道症状，一般无黄疸或仅有轻微黄疸，肝脏可轻度增大，部分患儿脾脏可触及，肝功能改变以单项 ALT 波动为多见，无肝外多脏器损坏的症状。该病例患儿病程中无明显症状，仅体检时发现肝功能异常，ALT 持续波动，HBsAg > 250 IU/mL，HBeAg 1600.81 S/CO，Anti-HBc

8.35 S/CO，乙肝病毒定量 1.96×10^6 IU/mL，肝脏病理检查符合慢性乙型肝炎表现，符合抗病毒治疗指征。儿童患者抗病毒治疗的药物包括普通干扰素（≥1岁）、恩替卡韦（≥2岁）和富马酸替诺福韦酯（≥2岁，且体质量≥10 kg）。该患儿病初给予干扰素抗病毒治疗，因出现屏气发作停药，换用恩替卡韦口服方案，治疗后监测患儿肝功能恢复正常，病毒载量逐渐转阴，HBeAg 转阴，并实现 HBsAg 血清学转换，治疗效果较好。因此，儿童慢性乙型病毒性肝炎患者抗病毒治疗可明显抑制 HBV-DNA 复制，达到 ALT 复常及 HBeAg 血清学转换，部分患儿可实现 HBsAg 清除，达到临床治愈。

庞琳教授病例点评

该病例特点在于儿童慢性乙型病毒性肝炎的诊断、抗病毒治疗及其管理，难点在于抗病毒药物的选择、药物副作用的监测和管理。对有抗病毒治疗适应证的患儿进行规范的抗病毒治疗是治疗慢性乙型肝炎的根本性措施，积极抗病毒治疗，以期获得临床治愈。慢性乙型病毒性肝炎的儿童抗病毒治疗药物，建议选用干扰素，也可以选用核苷类似物如恩替卡韦或替诺福韦，因为它们具有强效抗病毒活性且耐药风险较低。治疗期间应定期监测不良反应并及时进行处理。根据 ALT 升高及乙肝五项、乙肝病毒 DNA 和肝穿刺病理结果，该患儿符合抗病毒治疗指征，给予干扰素治疗，同时监测药物副作用，在患儿出现屏气发作时及时停用干扰素，更换为恩替卡韦，患儿经抗病毒治疗 18 个月表面抗原转阴，22 个月实现血清学转换，表面抗体出现。治疗期间未见不良并发症，获得良好的临床治愈结局。

【参考文献】

1. 江载芳，申昆玲，沈颖．诸福堂实用儿科学．8 版．北京：人民卫生出版社，2015：871-881.

2. MIELI-VERGANI G，BANSAL S，DANIEL J F，et al. Peginterferon alfa-2a（40KD）plus lamivudine or entecavir in children with immune-tolerant chronic hepatitis B. J Pediatr Gastroenterol Nutr，2021，73（2）：156-160.

3. INDOLFI G，ABDEL-HADY M，BANSAL S，et al. Management of hepatitis B virus infection and prevention of hepatitis B virus reactivation in children with acquired immunodeficiencies or undergoing immune suppressive，cytotoxic，or biological modifier therapies. J Pediatr Gastroenterol Nutr，2020，70（4）：527-538.

4. US Food and Drug Administration. BARACLUDE prescribing information. 2014. Available at：https：//www. accessdata. fda. gov/drugsatfda_docs/label/2014/021797s018，021798s019lbl. pdf（Accessed on April 16，2014）.

（赵扬　整理）

病例 28
布氏杆菌病

病历摘要

【基本信息】

患儿，男，2岁7个月，主因"发热、多汗12天，发现腹部膨隆5天"门诊入院。

现病史：患儿12天前无明显诱因出现发热，多于每日中午至下午发热，体温38～39℃，发热时出汗明显，无咳嗽、流涕，无呕吐、腹泻，未诉肢体疼痛。就诊于当地医院，查血常规提示贫血，肝功能转氨酶增高（均未见化验单），予以对症治疗，具体治疗不详。5天前发现患儿腹部较前膨隆，腹部彩超提示肝脾大，腹腔少量积液，骨穿未见异常（未见报告单）。1天前患儿在当地医院查布氏杆菌初筛（+），考虑布氏杆菌病，遂就诊我院，急诊以"布氏杆菌病"收入院。

笔记

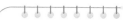

患儿自起病以来，精神反应可，食纳欠佳，大小便正常。

既往史：患者居住地在内蒙古（牧区），为布氏杆菌病疫区。

【体格检查】

贫血貌，颈软无抵抗，颈部可触及数个黄豆大小肿大淋巴结，质韧，活动度好，无触痛。肝肋下 4 cm，质软，边缘锐，表面光滑，脾肋下 2 cm，质软，边缘锐，表面光滑。双下肢无水肿，四肢肌力、肌张力正常，Kernig 征阴性，Brudzinski 征阴性，双侧 Babinski 征阴性。

【辅助检查】

血常规：WBC 14.69×10^9/L，NE% 37.72%，LY% 56.35%，HGB 84.0 g/L，PLT 266.8×10^9/L。CRP 0 mg/L。Ret% 4.7%。异型淋巴细胞 4%。肝功能：ALT 300.9 U/L，AST 187.1 U/L，TBIL 35.4 μmol/L，DBIL 24.8 μmol/L，TP 60 g/L，ALB 24.7 g/L。虎红平板凝集试验：阳性。血培养（双侧）：布氏杆菌。嗜肝病毒相关检测：HBsAg、抗HCV、甲丁戊肝系列（抗 HAV-IgM、HDV-Ag、抗 HDV-IgG、抗 HDV-IgM、抗 HEV-IgM）均阴性。抗 EB 病毒抗体 IgM 阴性。套氏系列（TOX-IgM、RV-IgM、CMV-IgM、HSV-Ⅰ-IgG、HSV-Ⅱ-IgG）未见异常。PPD 试验：阴性。腹部超声：肝脏左叶厚径 61 mm，长径 81 mm，右叶斜径 127 mm。肝表面尚光滑，肝内回声较增强，光点反射稍增粗。脾脏肋间厚 37 mm，肋下 38 mm。腹腔未探及明确腹水。超声提示：肝大、脾大。胸片：双肺纹理增多。

【诊断及诊断依据】

诊断：布氏杆菌病、肝损害、低蛋白血症、贫血（中度）。

诊断依据：患儿有流行病学史，居住于布氏杆菌病疫区，临床表现有发热、多汗、淋巴结肿大、肝脾大等，辅助检查提示肝功能损害、贫血，筛查试验（虎红平板凝集试验）阳性，确诊试验（血培养）为布氏杆菌，诊断布氏杆菌病明确。

【治疗经过】

一般支持治疗：卧床休息，退热支持。

病因治疗：利福平 10 mg/kg、qd、口服及复方新诺明 20 mg/kg、bid、口服抗感染治疗。

肝损害治疗：还原型谷胱甘肽、复方甘草酸苷保肝，白蛋白输注纠正低蛋白血症。

贫血治疗：口服铁剂改善贫血。

转归：患儿入院第 4 日体温正常，入院第 6 日复查血常规白细胞正常，入院第 14 日复查肝功能正常，肝脾较前有回缩，贫血改善，2 次血培养均为阴性。临床一般情况好，予出院。嘱出院后继续口服利福平＋复方新诺明，总疗程 6 周。

【随访】

后期于当地医院定期复查，未再复发。

病例分析

布氏杆菌病，简称布病，也称"波状热"，是布氏杆菌感染引起的一种人畜共患传染病，属自然疫源性疾病，感染人以及牛、羊、猪、犬等动物。临床主要表现为病情轻重不一的发热、多汗、关节痛、肝脾大、淋巴结肿大等。

传染源：主要是动物食品，即羊、牛和猪等，其他动物如犬、麋鹿、骆驼、马等也可称为传染源。该病亦可通过病畜密切接触传播。病畜的排泄物或分泌物污染环境后，细菌可经消化道、体表直接接触和呼吸道传播至人。人群对布氏杆菌普遍易感。

临床表现：感染后潜伏期一般为 1～4 周，平均为 2 周。表现为发热、多汗、厌食、乏力、头痛、肌痛、肝脾大、淋巴结肿大等，热型以弛张热最多，波浪热虽仅占 5%～20%，但最具特征性。多汗常见于深夜或凌晨，当体温急剧下降时出现大汗淋漓，且常伴特殊气味。肌肉疼痛多见于两侧大腿和臀部，可见痉挛性疼痛。体检常无特异性，部分患者可出现肝脾大。约 30% 布氏杆菌病患者会出现局部感染病灶，并可累及全身任意器官或系统，其中以骨关节受累最为常见，特别是骶髂关节炎，关节疼痛常累及骶髂、髋、膝、肩等大关节，呈游走性刺痛。其余表现还包括脊椎炎、周围关节炎、骨髓炎等。累及生殖泌尿系统占所有病例的 2%～20%，如睾丸炎、附睾炎、卵巢炎、肾小球肾炎、肾脓肿等。累及中枢神经系统占 2%～7%，包括周围神经病、脑膜脑炎、精神症状、颅神经、舞蹈症等。

该患儿居住于布氏杆菌病疫区，有明确的流行病学史，临床表现有发热、多汗、肝脾大、淋巴结肿大，伴有肝功能异常、贫血表现。不同的文献在肝脾大、贫血等方面报道有差异。胡丹等的研究中报道，肝大发生率为 8.7%，而孙美艳等报道肝脾大发生率分别为 32% 和 25%。在贫血方面，Babak 等研究贫血的发生率为 65%，而据我国部分报道，布氏杆菌病贫血的发生率在 37.5%～48.6%。在布氏杆菌病中，骨关节受累最为常见，而此病例中无骨关节受累表现。有报道称，出现不同症状的部分原因是不同菌株的布氏杆菌致病性不同。

人布氏杆菌病诊断标准 [参考 "中华人民共和国卫生行业标准 –布鲁氏菌病诊断（WS 269—2019）"] 如下。

（1）疑似诊断：符合临床表现（有发热、多汗、关节痛、头痛、乏力、厌食、肌痛、体质量减轻、关节炎、脊椎炎、脑膜炎或局灶器官累及心内膜炎、肝脾大、睾丸炎 / 附睾炎等），且流行病学相关，如发病前患者与疑似或确诊动物、患者或污染动物制品、培养物有密切接触史，生活在布氏菌病流行区，与菌苗的生产、使用和研究有密切关系等。

（2）临床诊断：疑似病例基础上有筛查试验阳性（虎红平板凝集试验或血清凝集试验阳性）。

（3）确诊：疑似或临床诊断病例基础上有确诊试验阳性（从血或其他临床标本中分离得到布氏杆菌属）。

（4）隐性感染：有流行病学史，符合确诊病例免疫学和病原学检查标准，但无临床表现。

治疗：儿童（8岁以下）：建议使用复方新诺明儿科悬液（8～40 mg/kg，qd，口服6周）+利福平（10～20 mg/kg，qd，口服6周）或者复方新诺明儿科悬液（8～40 mg/kg，bid，口服6周）+庆大霉素（5 mg/kg，qd，肌内或静脉注射7～10天）。

庞琳教授病例点评

布氏杆菌病难以早期诊断，主要是由于本病早期常常表现为不明原因的发热，缺乏特异性的临床症状和体征。在诊断疾病的同时，还需做鉴别诊断。本病例特点为男性婴幼儿，以发热、多汗、肝脾大、淋巴结肿大为主要临床表现，伴有肝功能损害、贫血。需与淋巴结结核、肺结核、传染性单核细胞增多症、嗜肝病毒感染、自身免疫性肝病、营养性缺铁性贫血等疾病相鉴别。在排除相关疾病的同时，流行病学史询问尤为重要，该患儿居住地为布氏杆菌病疫区，结合临床表现，可及时做出早期诊断并予规范治疗，提高疾病的治愈率。

笔记

【参考文献】

1. POURAKBARI B，ABDOLSALEHI M，MAHMOUDI S，et al. Epidemiologic，clinical，and laboratory characteristics of childhood brucellosis：a study in an Iranian children's referral hospital. Wiener medizinische Wochenschrift（1946），2019，169（9/10）：232-239.

2. 孙美艳，其其格 . 儿童布鲁菌病 128 例临床分析 . 中国实用儿科杂志，2018，33（4）：302-305.

3. 周延，郑嵘炅，谢松松，等 . 72 例儿童布鲁杆菌病临床特征 . 国际流行病学传染病学杂志，2019（5）：381-384.

4. 中华人民共和国国家卫生健康委员会 . 布鲁氏菌病诊断（WS 269—2019）. 2019.

（刘玉环　整理）

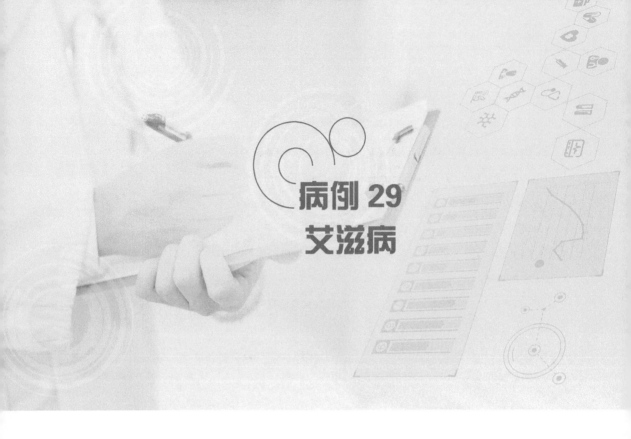

病例 29
艾滋病

病历摘要

【基本信息】

患儿,男,3月龄13天,主因"咳嗽2个月,间断发热20余天,腹泻3天"于2017年5月26日入院。

现病史:患儿2个月前因反复咳嗽就诊于当地医院,期间查HIV抗体、HIV-1核酸阳性,诊断为支气管肺炎、艾滋病给予抗感染、对症支持治疗后咳嗽好转。20余天前出现发热,仍咳嗽,当地医院查肺炎衣原体IgM阳性,肺部CT提示肺部弥漫磨玻璃改变,考虑卡氏肺孢子菌肺炎可能性大,给予头孢曲松、克林霉素治疗咳嗽无改善。3天前再次出现高热,大便稀,5~6次/日,为求进一步诊治遂来我院儿科就诊。

笔记

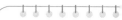

个人史：第 1 胎第 1 产，胎龄 38⁺ 周，自然分娩，出生体重 3100 g，无窒息抢救史。生后婴儿配方奶粉人工喂养。现不能竖头，生长发育落后于同龄儿。未按计划进行免疫接种，仅出生时接种乙肝疫苗和卡介苗。

家族史：父亲体健，母亲分娩后诊断艾滋病，孕期未治疗。

【体格检查】

体温 39.3 ℃，脉搏 150 次 / 分，呼吸 40 次 / 分，血压 80/50 mmHg，体重 4 kg。神志清楚，精神正常，皮肤温度高，皮肤弹性可，面部、躯干及四肢可见弥漫红色粟粒样小丘疹，双侧颈部、腋窝、腹股沟可触及米粒至绿豆大小淋巴结，质韧、活动度好，与周围组织无粘连，前囟饱满，咽部充血，双侧颊黏膜可见白色乳凝块，不易拭去，颈软无抵抗，活动后气促，三凹征阳性，双肺呼吸音粗，未闻及干湿性啰音，腹壁皮褶厚度 < 0.4 cm，肝肋下 4 cm、剑突下 1.5 cm，质地稍韧，边缘锐，表面光滑，脾肋下 3 cm，质地软，边缘锐，表面光滑，生理反射正常引出，病理征阴性。

【辅助检查】

HIV RNA > 1.0×10^9 copies/mL。辅助性 T 细胞亚群：CD4⁺/CD45⁺ 18.84%，CD3⁺CD4⁺ 678 cells/μL。血气分析：pH 7.341，PaO_2 6.38 kPa，$PaCO_2$ 4.91 kPa，SaO_2 78.4%，BE −5.7 mmol/L。血常规：WBC 8.19×10^9/L，NE% 38%，LY% 53.4%，HGB 107 g/L，PLT 298×10^9/L。CRP 1.5 mg/L，PCT 1.08 ng/mL。尿常规（2022.05.27）：WBC（+++）；尿常规（2022.06.06）：未见异常。肝功能：ALT 375.1 U/L，AST 345.8 U/L，TBIL 2.9 μmol/L，ALB 38.2 g/L。麻疹病毒 IgM 抗体：阳性。便涂片：见疑似酵母菌，可见菌丝。尿涂片：可见真菌孢子。肺炎衣原体 IgM 抗体：阳性。巨细胞病毒 DNA：阴性。弓形虫抗体

IgM：阴性。心肌酶：LDH 619 U/L，CK-MB 34 U/L。电解质＋肾功能：未见异常。痰抗酸染色：阴性。γ-干扰素释放试验：阴性。脑脊液生化、常规、涂片、培养及墨汁染色：阴性。痰培养、尿培养均未见致病菌生长。

【诊断及诊断依据】

诊断：艾滋病；支气管肺炎（细菌感染、卡氏肺孢子菌肺炎、肺炎衣原体感染）；真菌感染、鹅口疮；麻疹；肝功能异常；腹泻病；Ⅰ型呼吸衰竭；中度营养不良、运动发育落后。

诊断依据：①患儿母亲为艾滋病患者，患儿反复发热、咳嗽，生长迟缓，2 次 HIV 核酸检测阳性，CD4$^+$T 淋巴细胞百分比 18.84%，根据《中国艾滋病诊疗指南（2021 年版）》儿童 HIV 感染和艾滋病的诊断标准，诊断艾滋病成立。②患儿反复咳嗽，发热，肺部 CT 提示肺部弥漫磨玻璃改变，诊断支气管肺炎明确。分析病原：入院后查降钙素原增高，考虑合并细菌感染；患儿气促、呼吸困难、低氧血症，结合影像学特征，临床诊断卡氏肺孢子菌肺炎；肺炎衣原体 IgM 抗体阳性，肺炎衣原体感染不除外。③患儿口腔见鹅口疮，尿涂片、便涂片见真菌孢子及菌丝，故考虑真菌感染。④患儿未接种过麻疹疫苗，入院后发热，伴全身弥漫红色麻疹样皮疹，麻疹抗体 IgM 阳性，故麻疹诊断成立。⑤查谷丙转氨酶、谷草转氨酶明显增高，故肝功能异常诊断明确。⑥患儿大便性状稀，次数增多，腹泻病诊断明确。⑦患儿有呼吸困难表现，血气分析提示 PaO$_2$ 6.38 KRP，即 47.85 mmHg，＜ 60 mmHg，PaCO$_2$ 正常，故诊断Ⅰ型呼吸衰竭。⑧患儿为 3 月龄小婴儿，体重 4 kg，腹壁皮褶厚度＜ 0.4 cm，诊断中度营养不良；3 月龄不能竖头，诊断运动发育落后。

【治疗经过】

（1）一般支持治疗：①退热；②补液支持，维持水电解质平衡；③制霉菌素片外用护理口腔。

（2）呼吸支持：①鼻导管吸氧维持血氧正常；②盐酸氨溴索静脉滴注止咳化痰，注意翻身拍背。

（3）抗感染治疗：①针对细菌：先给予头孢曲松钠（50 mg/kg，qd，3 天），因患儿入院后反复发热，查感染指标增高，换美罗培南（20 mg/kg，q8h，14 天）抗感染治疗，病情好转，予头孢美唑钠（50 mg/kg，q12h，3 天）降级治疗；②针对肺炎衣原体：阿奇霉素（10 mg/kg，qd，用 3 天停 4 天为 1 个疗程，2 个疗程）；③针对卡氏肺孢子菌：复方新诺明口服 [TMP 20 mg/（kg·d），SMZ 100 mg/（kg·d），分 3 次，疗程 3 周，3 周后改为预防量继续口服：TMP 5 mg/（kg·d），SMZ 25 mg/（kg·d），分 2 次，每周连续口服 3 天]；④针对真菌：氟康唑静脉滴注（6 mg/kg，qd，2 周）。

（4）保肝治疗：还原型谷胱甘肽、复方甘草酸苷静脉滴注保肝治疗。

（5）抗病毒治疗：阿巴卡韦（8 mg/kg，q12h）+ 拉米夫定（4 mg/kg，q12h）+ 洛匹那韦/利托那韦（洛匹那韦 12 mg/kg，利托那韦 3 mg/kg，q12h）。

经治疗，患儿体温正常，咳嗽明显好转，气促消失，皮疹消退，无腹泻，肺部 CT 显示肺炎炎症较前明显吸收，尿涂片、便涂片未见真菌。住院治疗 20 天后出院，嘱出院后继续抗病毒治疗，复方新诺明口服预防卡氏肺孢子菌肺炎，复方甘草酸苷保肝治疗。继续门诊随访。

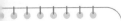

【随访】

患儿出院后病情平稳。抗病毒治疗 3 个月后复查 HIV RNA 1251 copies/mL，$CD3^+CD4^+$ 1100 cells/μL，$CD4^+/CD45^+$ 20.02%，血常规、肝肾功能正常；治疗 6 个月后 HIV RNA 152 copies/mL，$CD3^+CD4^+$ 1400 cells/μL，$CD4^+/CD45^+$ 28.21%，血常规、肝肾功能正常；治疗 12 个月后 HIV RNA < 40 copies/mL，$CD3^+CD4^+$ 1374 cells/μL，$CD4^+/CD45^+$ 28.77%，血常规、肝肾功能正常。生长发育：15 月龄体重 9 kg，身长 76 cm，会走路，运动发育水平同同龄儿。

病例分析

即艾滋病是由人类免疫缺陷病毒（human immunodeficiency virus，HIV）引起的严重慢性传染病。母婴垂直传播是儿童感染 HIV 的主要途径。母婴传播可在妊娠期、分娩过程中以及生后哺乳期发生。该患儿母亲为艾滋病患者，即是由母婴传播引起的。

儿童艾滋病主要临床表现有生长停滞、淋巴结肿大、慢性咳嗽和发热、反复发生肺部感染，持续腹泻，皮肤黏膜的反复感染（念珠菌性口腔炎、口腔毛状白斑、单纯疱疹等），以及神经系统损害（反应迟钝、智力运动落后、肌张力改变、运动异常、惊厥等）。儿童艾滋病常并发的机会性感染包括卡氏肺孢子菌肺炎、弓形虫病、隐孢子虫病、结核病、非结核分枝杆菌感染、念珠菌病、巨细胞病毒感染以及流感嗜血杆菌、肺炎链球菌等病原体感染。本病例中，患儿即表现为发育迟缓（中度营养不良、运动发育落后）、长期间断发热、反复肺部感染导致慢性咳嗽，体征可见口腔黏膜白色乳酪状物（口腔黏膜白色念珠菌感染）、浅表淋巴结肿大、肝脾大、气促、呼吸困难，综合患儿以上表现，结合母亲艾滋病病史，完善 HIV 相关检测后明确了艾滋病诊断。卡氏肺孢子菌肺炎是艾滋病儿童常见的机会性感染，有疑似临床表现的患者，需首先将该病列为重点的需要鉴别诊断的疾病，该患儿反复咳嗽，并有气促、呼吸困难表现，血气分析提示低氧血症，而肺部听诊无明显阳性体征，乳酸脱氢酶亦明显增高，进一步肺部 CT 检查提示弥漫磨玻璃改变，根据《中国艾滋病诊疗指南（2021 年版）》的诊断标准，临床诊断为卡氏肺孢子菌肺炎，但确诊和与其他肺炎的鉴别诊断（如与真菌感染鉴别诊断）需要痰液或肺泡灌洗液的病原学检测（因客观条件限制未完善）。治疗上根据指南，我们选择复方新诺明治疗 3 周，后改为预防剂量进行预防性治疗。

同时，该患儿还合并细菌、真菌、肺炎衣原体、麻疹等多种病原体感染，我们均针对以上病原体给予了相应的抗感染治疗，治疗后患儿临床症状及体征消失。需要注意的是，确定某一病原体感染，需要选择正确的检测方法，如肺炎衣原体感染，由于患儿连续两次肺炎衣原体 IgM 阳性，不能排除肺炎衣原体感染，但是确诊需要支气管肺泡灌洗液核酸检测，该患儿由于客观条件限制、标本获取困难未进行；另外，艾滋病患儿由于存在免疫缺陷，对病原体可能不能产生有效的免疫反应，免疫学相关的检测方法如特异性抗体、γ-干扰素释放试验等，可能产生假阴性结果，因此，如客观条件允许，可以选择抗原、核酸、病原体培养等检测方法，同时结合临床，综合各项检查，谨慎诊断和排除诊断。本病例根据临床及相关辅助检查，排除结核病、巨细胞病毒感染、弓形虫病、隐球菌病等其他常见机会性感染。

儿童 HIV 感染的抗病毒治疗：儿童一旦确诊 HIV 感染，无论 CD4$^+$T 淋巴细胞水平高低，应尽早开始抗病毒治疗（在合并的机会性感染稳定控制以后）。根据相关指南，该患儿采用阿巴卡韦＋拉米夫定＋洛匹那韦／利托那韦抗病毒方案，治疗后患儿的 HIV 核酸病毒载量得到迅速抑制，CD4$^+$T 淋巴细胞百分比达到 25% 以上，获得免疫重建。

庞琳教授病例点评

儿童艾滋病尽早确诊并启动抗病毒治疗是诊治关键。该病例因长期发热、咳嗽、发育迟缓进行了 HIV 相关化验，及时得到诊断，因此掌握儿童艾滋病的临床特征及早期进行病毒学检测是诊断的关键，另外母亲的流行病学史也是关键信息。患儿合并多种机会性感染，根据相关指南对各种机会性感染的规范排查和诊治是治疗成功的关键。启动抗病毒治疗后，需重视患者的依从性，门诊应定期随访评估抗病毒疗效和药物不良反应。

同多数艾滋病儿童一样，该患儿系母婴传播。对于 HIV 感染母亲所生婴儿，生后及时采取预防母婴传播措施，规范的定期随访及进行早期诊断，能尽早对已经发生母婴传播的婴儿做出诊断，尽早启动抗病毒治疗，防止儿童艾滋病的发生。

【参考文献】

1. 中华医学会感染病学分会艾滋病丙型肝炎学组，中国疾病预防控制中心 . 中国艾滋病诊疗指南（2021 年版）. 协和医学杂志，2022，13（2）：203-226.

2. World Health Organization. Consolidated guidelines on HIV prevention, testing,

treatment，service delivery and monitoring：recommendations for a public health approach 2021.

3. 胡亚美，江载芳，申昆玲，等.诸福棠实用儿科学.8版.北京：人民卫生出版社，2015：949-956.

4. 儿童社区获得性肺炎诊疗规范（2019 年版）编写审定专家组.儿童社区获得性肺炎诊疗规范（2019 年版）.全科医学临床与教育，2019，17（9）：771-777.

（王彩英　整理）

笔记

病例 30
先天性梅毒并发梅毒性肝炎、梅毒肾病

病历摘要

【基本信息】

患儿，男，47天，主因"发现皮肤黄染1月余，RPR阳性1周"入院。

现病史：患儿1月余前出现皮肤黄染，伴低热，体温37.5℃左右，当地医院查肝功能提示转氨酶、胆红素增高，白细胞、CRP增高（未见化验单），脑脊液常规、生化检查未见异常，予美罗培南等治疗3天无好转。1周前就诊于北京某医院，胆道造影未见胆道闭锁，查RPR 1∶256，TPPA阳性，予拉氧头孢以及胆道冲洗等治疗1周无明显好转。为求进一步诊治，来我院儿科就诊。

个人史：第1胎第1产，剖宫产娩出，胎龄38⁺周，出生体重

3700 g，无窒息复苏抢救史。

家族史：母亲患潜伏期梅毒，分娩后查 RPR 1 ：8，孕期未治疗。

【体格检查】

体温 36.5 ℃，脉搏 130 次 / 分，呼吸 30 次 / 分，血压 80/50 mmHg，体重 4 kg。精神反应好，肝病面容，全身皮肤黄染，未见皮疹，巩膜黄染，肝肋下 4 ～ 5 cm、剑突下 4 cm，质地偏韧，脾肋下 2 ～ 3 cm。

【辅助检查】

TRUST 1 ：256，TPPA 阳性，FTA-ABC-IgG 阳性，FTA-ABC-IgM 阳性。肝功能：ALT 137.1 U/L，AST 215.0 U/L，TBIL 107.1 μmol/L，DBIL 88.0 μmol/L，ALB 35.4 g/L。血常规：WBC 9.30×10^9/L，NE% 32.74%，LY% 57.24%，HGB 73.2 g/L，PLT 446.1×10^9/L。CRP 18.1 mg/L。尿常规：红细胞 189.6 个 /HPF，尿蛋白（++），尿红细胞形态：见大量变形性红细胞。腹部 CT：肝脏体积增大，形态饱满。血氨、凝血功能：未见异常。电解质：未见异常。四肢骨片、心脏超声：未见异常。CMV-IgM 阴性。甲状腺功能四项：未见异常。

【诊断及诊断依据】

诊断：早期先天性梅毒、梅毒性肝炎、梅毒肾病、中度贫血。

诊断依据：①母亲为潜伏期梅毒患者，孕期未治疗，患儿查 TRUST 1 ：256，比母亲 TRUST 增高 4 倍以上，TPPA、FTA-ABC-IgM 均为阳性，早期先天性梅毒诊断明确。②患儿生后数天即出现黄疸，转氨酶、直接胆红素增高，肝脾增大，排除巨细胞病毒感染、胆道闭锁以及内分泌因素等其他原因，梅毒性肝炎诊断成立。③患儿合并镜下血尿、蛋白尿，尿红细胞形态提示为肾脏来源，经驱梅治疗，复查尿常规恢复正常，故诊断为梅毒肾病。④患儿血红蛋白 73.2 g/L，60 g/L ＜ 73.2 g/L ＜ 90 g/L，故诊断中度贫血。

【治疗经过】

（1）驱梅治疗：水剂青霉素 G 5 万 U/kg，静脉滴注，6 小时 1 次，疗程 14 天。

（2）保肝利胆治疗：予还原型谷胱甘肽、复方甘草酸苷、丁二磺酸腺苷蛋氨酸静脉滴注、熊去氧胆酸口服保肝利胆治疗；因胆红素下降不理想，给予泼尼松（0.5 mg/kg，bid，10 天；0.25 mg/kg，bid，14 天；0.25 mg/kg，qod，7 天）口服减轻胆道炎症反应。

（3）纠正贫血：红细胞悬液输注、补充铁剂治疗贫血。

转归：经住院治疗 30 天，复查肝功能：ALT 100.7 U/L，AST 164.9 U/L，TBIL 48.6 μmol/L，DBIL 41.9 μmol/L；尿常规：红细胞 2.25 个 /HPF，尿蛋白阴性。血红蛋白正常。出院后继续口服复方甘草酸苷、熊去氧胆酸、泼尼松保肝利胆治疗。

【随访】

治疗 1 个月后复查 TRUST 1∶256，TPPA 阳性，ALT 108.1 U/L，AST 185.1 U/L，TBIL 8.6 μmol/L，DBIL 6.9 μmol/L，尿常规未见异常；3 个月后复查 TRUST 降至 1∶128，TPPA 阳性，FTA-ABC-IgM 弱阳性，ALT 29.2 U/L，AST 73.7 U/L，胆红素正常；6 个月后复查 TRUST 降至 1∶8，TPPA 阳性，FTA-ABC-IgM 转阴性，肝功能正常。12 个月后复查 TRUST 降至 1∶1，TPPA 阳性；2 年后复查 TRUST 转阴性，TPPA 阳性。

病例分析

该患儿为小婴儿，以黄疸起病，伴肝脾大，生化检查提示 ALT、AST 增高，TBIL 增高，以 DBIL 增高为主，为淤胆型肝炎表现，同时伴低热，当地医院查炎性指标增高，考虑败血症可能，但经强力抗感染治疗无效；而后就诊于北京某医院，首先予胆道造影，排除胆道闭锁，然后考虑常见的感染性因素，如细菌感染（暂不支持）、巨细胞病毒感染、寄生虫病（需要根据年龄及流行病学史）、螺旋体病等，结合母亲梅毒感染史，予完善梅毒相关化验示RPR、TPPA均为阳性，明确先天性梅毒诊断。入我院后进一步排除了巨细胞病毒感染以及甲状腺功能低下的因素，明确了梅毒性肝炎的诊断。

1/3以上的先天性梅毒患儿累及肝脏，梅毒性肝炎临床表现轻重不一，多数患儿有肝脾大，轻者无明显临床症状，仅有转氨酶增高，严重者有肝病面容、黄疸（淤胆型肝炎），凝血功能异常、血氨增高等罕见，但未经治疗的小婴儿可死于严重肝炎，经驱梅保肝治疗后，梅毒性肝炎可在数周到数月痊愈。

在梅毒性淤胆型肝炎的治疗方面，该患儿在对因治疗（青霉素驱梅）同时，先予常规药物如还原型谷胱甘肽、熊去氧胆酸等保肝利胆治疗，但治疗后胆红素下降不理想，我们予小剂量糖皮质激素以减轻胆道炎症反应，经以上综合治疗，3个月后复查患儿肝脏各项指标恢复正常。

该患儿入院后查尿常规发现尿蛋白阳性以及镜下血尿，完善尿红细胞形态明确血尿来源于肾脏，经驱梅治疗后痊愈，故考虑为梅毒肾病。梅毒肾病通常表现为肾病综合征，表现为大量蛋白尿、低白蛋白血症、水肿，部分伴高脂血症。该患儿无大量蛋白尿[尿蛋白（++），因客观原因未收集24小时尿完善24小时尿蛋白化验]、无低白蛋白血症、水肿等表现，不符合肾病综合征的诊断标准，而是表现为肾小球肾炎。梅毒肾病需与其他的肾小球疾病相鉴别，如先天性肾病综合征、遗传性进行性肾炎，鉴别点在于先天性梅毒的其他特征、梅毒螺旋体相关化验阳性，以及预后不同，不同于以上先天性肾病，梅毒肾病预后较好，经驱梅治疗 1～3 个月尿常规可恢复正常，如该患儿驱梅治疗后 1 个月尿常规基本恢复正常。

庞琳教授病例点评

该病例的特点及难点在于早期明确先天性梅毒诊断、梅毒性肝炎和梅毒肾病的诊断及治疗。因该病例无特征性梅毒性皮疹，以淤胆型肝炎发病，需要明确小婴儿淤胆型肝炎的鉴别诊断思路：①先天发育异常（胆道闭锁等）；②感染性因素（细菌、病毒、寄生虫、螺旋体病等）；③内分泌因素（甲状腺功能低下）；④遗传代谢性疾病。经过以上诊断思路，结合母亲病史，明确了先天性梅毒、梅毒性肝炎的诊断，以及相对少见的梅毒肾病的诊断。治疗方面，一旦诊断明确，主要就是对因治疗，即驱梅治疗。该患儿在常规保肝利胆治疗效果欠佳时，我院及时给予了小剂量糖皮质激素来减轻胆道炎症反应，使患儿肝功能、尿常规等指标较快恢复正常。

【参考文献】

1. 胡亚美，江载芳，申昆玲，等.诸福棠实用儿科学.8版.北京：人民卫生出版社，2015：1119-1123.

2. YANG H L，ZHANG H M，WANG C Y，et al. An analysis of the clinical features of children with early congenital syphilis and syphilitic hepatitis. BMC pediatrics，2021，21（1）：498.

3. GARCIA L N，SOLJAN A D，MORONI S，et al. Congenital syphilis in Argentina：experience in a pediatric hospital. PLoS Negl Trop Dis，2021，15（1）：e0009010.

4. 黄玲，郭果，张雪峰.新生儿先天性梅毒致肾病综合征三例临床分析.中华围产医学杂志，2017，20（12）：888-890.

（王彩英　整理）

病例 31
先天性梅毒并发骨梅毒

病历摘要

【基本信息】

患儿，男，50天，主因"皮疹10天，发热7天，双上肢无力1天"入院。

现病史：患儿10天前臀部、下肢、双足出现红色皮疹，7天前出现发热，体温38.0℃左右，当地医院查RPR 1 : 16，肝功能示转氨酶增高（具体不详），入院前2天开始予青霉素静脉滴注驱梅治疗，第1次静脉滴注青霉素时患儿出现高热、原有皮疹加重，考虑赫氏反应，予地塞米松静脉滴注体温恢复正常，皮疹较前消退。入院前1天患儿双上肢无力、活动少，伴哭闹、烦躁，为求进一步诊治，来我院儿科就诊。

个人史：第1胎第1产，自然分娩，胎龄 36 周，出生体重 2800 g，无窒息复苏抢救史。

家族史：母亲孕期未规律产检，分娩后发现 RPR 1∶16，诊断潜伏期梅毒。

【体格检查】

体温 37.0 ℃，脉搏 138 次 / 分，呼吸 30 次 / 分，血压 85/55 mmHg，体重 5 kg。精神不振，急性病容，臀部、下肢、双足可见片状脱皮（图 31-1），咽部稍充血，心肺（－），腹软，脐部膨出，约 2 cm×2 cm×3 cm，双上肢活动少，被动活动时烦躁、哭闹。

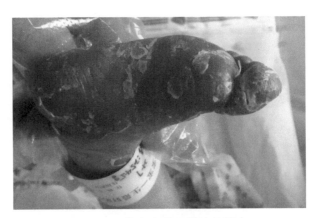

图 31-1　梅毒患儿双足片状脱皮

【辅助检查】

TRUST 1∶256。TPPA 阳性。FTA-ABC-IgG 阳性，FTA-ABC-IgM 阳性。血常规：WBC 9.55×10^9/L，NE% 24.74%，LY% 67.14%，HGB 81 g/L，PLT 252.4×10^9/L。CRP 13.2 mg/L。肝功能：ALT 106.5 U/L，AST 77.1 U/L，TBIL 32.6 μmol/L，DBIL 20.2 μmol/L。巨细胞病毒抗体 IgM：阳性。尺桡骨：双侧尺桡骨远端骨皮质不光整，局部骨质密度不均；髋关节：双侧股骨近端骨质密度不均；胫腓骨 X 线片：左侧胫腓骨远端骨皮质欠光整。脑脊液常规、生化、梅毒检测未见异常。

头颅 MRI、听力筛查、心脏超声检查未见异常。

【诊断及诊断依据】

诊断：早期先天性梅毒、骨梅毒；巨细胞病毒感染、淤胆型肝炎；中度贫血；脐疝。

诊断依据：①患儿为 50 天小婴儿，母亲为潜伏期梅毒患者，孕期未治疗，患儿生后 1 个月余臀部、下肢及双足即出现皮疹，皮疹消退后可见片状脱皮，系典型梅毒性皮肤损害，查 TRUST、TPPA、FTA-ABC-IgM 均为阳性，结合母亲梅毒感染史、患儿病史、典型体征及实验室检查，诊断早期先天性梅毒成立。患儿双上肢无力、活动少，伴哭闹、烦躁，X 线片示双侧尺桡骨、左侧胫腓骨远端骨皮质不光整，双侧尺桡骨远端、双侧股骨近端骨质密度不均匀，符合骨梅毒的表现，故诊断成立。②患儿入院查巨细胞病毒抗体 IgM 阳性，考虑存在活动性巨细胞病毒感染，故诊断巨细胞病毒感染。查肝功能提示谷丙转氨酶、谷草转氨酶均增高，总胆红素增高，以直接胆红素增高为主，故诊断淤胆型肝炎。③患儿查血红蛋白 81 g/L，60 g/L ＜ 81 g/L ＜ 90 g/L，故诊断重度贫血。④患儿脐部膨出，约 2 cm × 2 cm × 3 cm，诊断脐疝。

【治疗经过】

（1）一般治疗：加强皮肤护理，脱皮皲裂部位给予红霉素软膏外用，防止继发感染；怀抱婴儿以及护理操作时动作轻柔，防止病理性骨折。

（2）驱梅治疗：水剂青霉素 G 5 万 U/kg，静脉滴注，6 小时 1 次，疗程 14 天。

（3）抗巨细胞病毒感染：更昔洛韦 5 mg/kg，静脉滴注，12 小时 1 次，疗程 14 天；而后改为每天 1 次，继续静脉滴注 14 天。

（4）保肝利胆：还原型谷胱甘肽、复方甘草酸苷、丁二磺酸腺苷蛋氨酸静脉滴注。

转归：经治疗患儿体温恢复正常，皮疹及脱皮消退，上肢活动恢复正常，复查肝功能、血红蛋白恢复正常，住院治疗 43 天，安排出院。

【随访】

3 个月后复查 TRUST 1 ： 8，TPPA 阳性，FTA-ABC-IgM 转阴，双侧胫腓骨、尺桡骨 X 线片未见异常。6 个月后复查 TRUST 1 ： 2，12 个月后复查 TRUST 转阴，TPPA 阳性。

病例分析

梅毒是由梅毒螺旋体引起的慢性全身性传染病。先天性梅毒是在患有梅毒的妊娠妇女，梅毒螺旋体经胎盘感染了胎儿，使婴儿在出生后一定时间出现皮肤黏膜及内脏受损的临床表现。

2 岁以内的儿童先天性梅毒为早期先天性梅毒，大于 2 岁者为晚期先天性梅毒。典型表现为皮肤黏膜损害，常见于手掌、足部、臀部，也可在身体任何部位出现皮疹，典型皮疹为圆形或椭圆形、直径 0.5 ～ 1 cm 的深红色斑丘疹（图 31-2），也可为水疱疹（图 31-3），随着皮损恢复颜色变为褐色伴脱皮，逐渐消退。根据累及的部位，还可以出现淋巴结肿大、肝脾大、假性瘫痪、黄疸、水肿、皮肤黏膜苍白（贫血）等。该病例中，患儿以皮疹为主要表现，皮疹部位在臀部、下肢、双足，皮疹消退后出现片状脱皮，系典型梅毒皮疹表现，同时伴肝脾大、假性瘫痪，结合母亲梅毒感染史，及时完善梅毒相关实验室检查，明确先天性梅毒诊断。

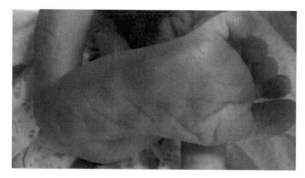

图 31-2　梅毒性斑丘疹：圆形或椭圆形，直径 0.5 ～ 1 cm

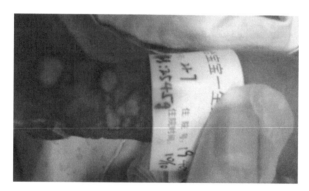

图 31-3　梅毒性水疱疹

除皮肤黏膜的损害，骨骼亦是该患儿梅毒感染主要的累及部位。患儿病程中出现了双上肢无力、活动少，被动活动时哭闹，即因疼痛致假性瘫痪的表现，X 线片显示双侧尺桡骨远端、双侧股骨近端对称性骨骼损害，表现为骨皮质不光整、局部骨质密度不均，符合骨梅毒的特点，即对称性的长骨干骺端炎。骨梅毒最常累及长骨，多表现为对称性、多发性损害，干骺端炎是先天性骨梅毒最早出现的 X 线表现，表现为长骨干骺端出现不同程度增厚的先期钙化带及下方的横行透亮影，以及对称性的骨质破坏；骨膜炎也是先天性骨梅毒常见的 X 线表现，表现为骨皮质不光整，层状骨膜增厚；骨梅毒严重者亦可出现骨干炎，表现为骨干广泛不规则虫蚀样骨质破坏、疏松，严重者可出现病理性骨折。因此，骨梅毒需与婴儿常见疾病，如佝偻病、化脓性骨髓炎等相鉴别，佝偻病恢复期亦会出现先期钙化带增厚，但无透亮带出现，亦不会出现骨质破坏，实验室检查25羟基维生素 D 水平降低，碱性磷酸酶升高，化脓性骨髓炎有红肿热痛和局部功能障碍，但一般无对称性，骨梅毒的其他表现，如梅毒特征性皮疹，通过梅毒化验可协助诊断以及确诊。需要注意的是，并非所有患儿的骨梅毒均有明显的局部症状，相当一部分患儿可无明显症状，对于先天性梅毒患儿，需要常规对四肢长骨进行 X 线检查明确是否并发骨梅毒。

另外，患儿还并发淤胆型肝炎，亦是小婴儿先天性梅毒常见并发症。但本病例特殊的是还并发巨细胞病毒感染，巨细胞病毒也是小婴儿肝炎最常见的病原体之一。我们的研究显示，10% 以上的先天性梅毒患儿并发巨细胞病毒感染，而且，并发巨细胞病毒感染的患儿其肝功能损害更严重，因此，对于存在肝损伤的先天性梅毒患儿，应常规筛查巨细胞病毒感染，酌情给予抗病毒治疗。

患儿还存在中度贫血，是梅毒螺旋体损害血液系统的表现，也是小婴儿先天性梅毒的常见表现。

该患儿主要给予对因治疗，即青霉素驱梅治疗、更昔洛韦抗巨细胞病毒感染治疗，以及对症的保肝利胆治疗，治疗后患儿皮肤损害消退，肝功能各项指标、血红蛋白恢复正常，3 个月后复查四肢骨片亦恢复正常。需要注意的是，在外院进行驱梅治疗时，该患儿出现发热、畏寒、烦躁、原有皮肤损害加重等表现，此为赫氏反应，系最初治疗时大量梅毒螺旋体被杀死释放出大量异体蛋白所致，多在首剂青霉素治疗后 0.5～4 小时内发生，发生赫氏反应不需要停药，予地塞米松 0.1～0.3 mg/kg 静脉推注即可缓解。

笔记

庞琳教授病例点评

　　该病例具有先天性梅毒的典型特点、明确的母婴传播史、典型的梅毒性皮疹以及确诊的辅助检查结果，诊断并不困难。难点在于先天性梅毒并发多系统损伤的诊断，如骨梅毒、肝功能损伤、淤胆型肝炎、贫血，以及同时合并有其他病原体感染，如巨细胞病毒感染的诊断。假性瘫痪、拒动、不喜欢被抱的临床表现及多发性、对称性的长骨干骺端炎、骨膜炎等 X 线表现是先天性骨梅毒的特征，掌握这些特征有助于和其他骨骼疾病进行鉴别。另外，对于合并肝损伤、淤胆型肝炎的先天性梅毒小婴儿，除考虑梅毒感染本身所致之外，还需要关注是否合并巨细胞病毒等其他病原体感染。

【参考文献】

1. 胡亚美，江载芳，申昆玲，等 . 诸福棠实用儿科学 . 8 版 . 北京：人民卫生出版社，2015，1119-1123.

2. COOPER JM，SANCHEZ PJ. Congenital syphilis. Seminars in Perinatology，2018，42（3）：176-184.

3. 张海金，刘辉，王志峰 . 早发型先天性骨梅毒的 X 线表现 . 医学影像学杂志，2017，27（6）：1198-1200.

4. 曾令延，温兆意，黄志明 . 早发型先天性骨梅毒的 X 线诊断及随访价值 . 实用放射学杂志，2015：31（3）：451-453，457.

5. 何树新，张慧敏，王彩英，等 . 先天性梅毒并发巨细胞病毒感染患儿的临床特征 . 中华实验和临床感染病杂志（电子版），2018，12（4）：381-385.

（王彩英　整理）

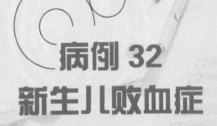

病例 32
新生儿败血症

病历摘要

【基本信息】

患儿，男，26天，主因"发现皮肤黄染1天"由门诊收入院。

现病史：患儿入院当日于乙肝母婴阻断门诊随访，发现皮肤明显黄染，体温正常，精神、食纳、睡眠可，易激惹，无鼻塞、吐沫，母乳喂养，纳奶到量，无呕吐，无腹胀、腹泻，大小便正常。

既往史：患儿生后因早产于我科住院7天，出院诊断"早产儿、高危儿、低钙血症、产瘤"。

个人史：第2胎第1产，胎龄35⁺周，自娩出生。母亲为慢性乙肝病毒携带者，孕期不规律产检，未做糖耐量试验，未发现妊娠期高血压。有胎膜早破61小时，无宫内窘迫，生后无窒息，Apgar评分1分钟、

5分钟、10分钟均为10分，羊水、胎盘及脐带无异常。出生体重2900 g。

【体格检查】

精神反应可，皮肤中度黄染，心肺（－），腹软，肝脾未触及肿大，原始反射正常引出。

【辅助检查】

血常规：WBC 10.31×10^9/L，NE% 25.72%，LY% 60.51%，HGB 108 g/L，PLT 467.1×10^9/L。CRP 0 mg/L，PCT $<$ 0.05 ng/mL。Ret% 1.3%。肝功能：TBIL 201.1 μmol/L，DBIL 15.1 μmol/L，转氨酶、蛋白均正常。血气分析：pH 7.434，PaO_2 94.35 mmHg，$PaCO_2$ 25.35 mmHg，SaO_2 97.9%，BE –6.2 mmol/L，HCO_3^- 16.6 mmol/L。乳酸 8.66 mmol/L。血培养（双侧）：耐药金黄色葡萄球菌。

【诊断及诊断依据】

诊断：新生儿金黄色葡萄球菌败血症、新生儿高胆红素血症、代谢性酸中毒、新生儿贫血（轻度）。

诊断依据：该患儿为早产儿，为发生新生儿败血症的危险因素，临床表现为黄疸，查体皮肤中度黄染，入院后血培养（双侧）提示耐药金黄色葡萄球菌，新生儿败血症诊断明确。

【治疗经过】

入院后经完善相关检查诊断明确。予万古霉素抗感染、蓝光光疗退黄、碳酸氢钠纠酸、铁剂口服改善贫血等治疗。2 次复查血培养阴性，黄疸消退无反复，酸中毒纠正，贫血改善，予出院。

病例分析

新生儿败血症是新生儿期细菌侵入血循环并在其中生长繁殖

引起的全身反应综合征。根据发病时间,可将其分为早发型败血症
(early-onset sepsis,EOS)和晚发型败血症(late-onset sepsis,LOS)。
EOS 发病时间一般 ≤ 3 日龄,LOS 一般 > 3 日龄。该患儿为 LOS。

LOS 危险因素系院内和社区获得性感染。①早产和(或)低出
生体重儿:胎龄越小,体重越低,其发病率越高。②有创诊疗措施:
机械通气、中心静脉置管、脐动脉或静脉置管以及肠外营养等都增
加了细菌进入新生儿血液循环的可能性。③不合理应用抗菌药物。
④不恰当的新生儿处理:如不洁处理脐带、挑"马牙"、挤乳房、挤
痈疖等,都是 LOS 重要的高危因素。

病原菌:在西方发达国家或地区,LOS 以凝固酶阴性葡萄球菌
(coagulase negative staphylococcus,CNS)主要是表皮葡萄球菌为最
多,多见于早产儿,尤其是长期动脉或静脉置管者。国内的 LOS 除
CNS 外,金黄色葡萄球菌主要见于皮肤化脓性感染;气管插管机械
通气患儿以革兰氏阴性菌如铜绿假单胞菌、肺炎克雷伯杆菌、沙雷
菌等多见。

临床表现:见表 32-1。

表 32-1 新生儿败血症的常见临床表现

系统位置	临床表现
全身	发热,体温不稳,反应差,喂养差,水肿,Apgar 评分低
消化系统	黄疸,腹胀,呕吐或胃潴留,腹泻,肝脾大
呼吸系统	呼吸困难、呼吸暂停、发绀等;其中早发型败血症可以呼吸暂停或呼吸窘迫为首要表现且持续超过 6 小时
循环系统	面色苍白,四肢冷,心动过速、过缓,皮肤大理石样花纹,低血压或毛细血管充盈时间 > 3 秒
泌尿系统	少尿及肾衰竭
血液系统	出血,紫癜

实验室检查：①病原学检查：A. 血培养：是诊断败血症的金标准；B. 核酸检测：随着分子生物学的发展，越来越多的病原体核酸检测试剂盒用于临床。②血液非特异性检查：A. 白细胞计数在 6 小时龄至 3 日龄 $\geq 30 \times 10^9$/L，3 日龄及以上 $\geq 20 \times 10^9$/L，或任何日龄 $< 5 \times 10^9$/L，均提示异常。B. 患儿刚出生时 CRP 值可能不高，6 小时龄内 CRP ≥ 3 mg/L、$6 \sim 24$ 小时龄 ≥ 5 mg/L 提示异常，24 小时龄以上 ≥ 10 mg/L 提示异常。在生后或者怀疑感染后 $6 \sim 24$ 小时以及再延 24 小时后连续 2 次测定，如均正常，可以作为停用抗菌药物的指征其对败血症（包括 EOS 以及 LOS）的阴性预测值达到 99.7%。C. 降钙素原 ≥ 0.5 mg/L 提示异常，通常在感染后 $4 \sim 6$ 小时开始升高，12 小时达到峰值，相比于 CRP，可以更快地诊断或排除感染。

诊断标准：①临床诊断为有临床异常表现，同时满足下列条件中任何一项：A. 血液非特异性检查 ≥ 2 项阳性；B. 脑脊液检查为化脓性脑膜炎改变；C. 血中检出致病菌 DNA。②确定诊断为有临床表现，血培养或脑脊液（或其他无菌腔液）培养阳性。

治疗：无论是 EOS 还是 LOS，一旦怀疑即应使用抗菌药物，然后根据血培养及药物敏感试验结果及其他非特异性检查结果，判断继续使用、换用还是停用。LOS：在得到血培养结果前，考虑到 CNS 以及金黄色葡萄球菌较多，经验性选用苯唑西林、萘夫西林（针对表皮葡萄球菌）或者万古霉素代替氨苄西林联用第三代头孢菌素。抗菌药物疗程在 $10 \sim 14$ 天。

回顾本患儿为 35+ 周早产儿，有发生新生儿败血症的危险因素。生后 26 天，为晚期新生儿，临床以黄疸为唯一表现，肝功能提示以间接胆红素增高为主，需排除母乳性黄疸及红细胞酶缺陷、红细胞形态异常、血红蛋白病等家族遗传相关疾病，此类疾病临床表现有

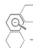

黄疸、贫血、网织红细胞增高、肝脾大等特点，该患儿有胆红素增高，以间接胆红素为主，但无明显贫血，网织红细胞计数不高，无肝脾大，临床不支持。该患儿生后人工喂养，未母乳喂养，故母乳性黄疸可除外。另外需与甲状腺功能低下引起的高胆红素血症相鉴别，该患儿查甲状腺功能正常，可除外。血培养回报（双侧）耐药金黄色葡萄球菌，败血症诊断明确。经抗感染治疗痊愈，预后好。

庞琳教授病例点评

新生儿败血症往往缺乏典型的临床表现，一般表现如精神食欲欠佳、哭声减弱、体温不稳定等常出现较早，但病情进展较快、较重，不需很长时间即可进入不吃、不哭、不动、面色不好、精神萎靡、嗜睡阶段。体壮儿常发热，体弱儿、早产儿常体温不升。该患儿无上述表现，为疾病诊断增加了困难。但黄疸可作为败血症临床唯一表现，详细询问其出生史，得知患儿为早产儿，为诊断该病提供了线索，故此病例中了解新生儿败血症发生的危险因素更是尤为重要。另外血培养，特别是双侧血培养阳性，对症状少又不典型的新生儿败血症的诊断至关重要，在临床上应加以重视。

【参考文献】

1. 中华医学会儿科学分会新生儿学组，中国医师协会新生儿科医师分会感染专业委员会.新生儿败血症诊断及治疗专家共识（2019年版）.中华儿科杂志，2019，57（4）：252-257.

2. 邵肖梅，叶鸿瑁，邱小汕.实用新生儿学.4版.北京：人民卫生出版社，2018：340-344.

（刘玉环　整理）